Nichtinvasive physikalische Diagnostik in der Dermatologie

Julia Welzel

Elke Sattler

(Hrsg.)

Nichtinvasive
physikalische
Diagnostik
in der Dermatologie

Mit 170 Abbildungen

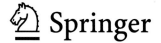 Springer

Herausgeber
Julia Welzel
Klinikum Augsburg Süd
Augsburg, Deutschland

Elke Sattler
Klinikum der Universität München
München, Deutschland

ISBN 978-3-662-46388-8   ISBN 978-3-662-46389-5 (eBook)
DOI 10.1007/978-3-662-46389-5

Die Deutsche Nationalbibliothek verzeichnet diese Publikation in der Deutschen Nationalbibliografie; detaillierte bibliografische Daten sind im Internet über http://dnb.d-nb.de abrufbar.

Fotonachweis Umschlag: © Prof. Julia Welzel

Gedruckt auf säurefreiem und chlorfrei gebleichtem Papier

Springer-Verlag GmbH Berlin Heidelberg ist Teil der Fachverlagsgruppe Springer Science+Business Media (www.springer.com)

Vorwort

In der Dermatologie haben wir den großen Vorteil, dass das Organ, welches wir untersuchen und behandeln, direkt zugänglich, aber auch sichtbar ist. Die Histologie stellt zwar den diagnostischen und die Dermatochirurgie den therapeutischen Goldstandard bei Hauttumoren dar, allerdings geht auch in unserer Fachdisziplin der Trend zu einer nichtinvasiven Diagnostik und Therapie.

Die Histologie hat neben ihren Vorteilen – der hohen Auflösung und Möglichkeit der spezifischen Anfärbung von Zellen – auch einige Limitationen. Sie stellt lediglich eine Momentaufnahme dar und zeigt meist nur einen kleinen Ausschnitt einer Läsion. Es werden nur optisch-morphologische Veränderungen, aber keine dynamischen Vorgänge wie Blutfluss oder funktionelle Parameter dargestellt. Die Biopsieentnahme und -aufbereitung führt zu artifiziellen Veränderungen wie Gewebeschrumpfung. Sie ist invasiv, die Ergebnisse stehen erst nach Stunden bis Tagen zur Verfügung und sie geht mit hohen Personal- und Laborkosten einher.

Die Vorteile einer nichtinvasiven Diagnostik sind vielfältig. Das Gewebe wird in situ ohne Artefakte und Nebenwirkungen untersucht, sodass zum Beispiel Dickenmessungen exakter als in der Histologie sind. Dynamische Veränderungen wie Blutfluss können dargestellt werden. Die Messungen sind beliebig wiederholbar, sodass auch Zeitverläufe untersucht werden können. Ebenso ist es möglich, verschiedene Areale innerhalb einer Läsion oder unterschiedliche Regionen zu untersuchen. Die Diagnostik ist nicht auf rein optische Phänomene beschränkt, sondern es können auch funktionelle Gewebeeigenschaften wie Elastizität oder Stoffwechselveränderungen bis hin zu einzelnen Molekülen untersucht werden. Das Ergebnis liegt meistens innerhalb von kurzer Zeit, oft sogar in Echtzeit während der Messung vor, sodass Wartezeiten für den Patienten vermieden werden können.

Die steigende Inzidenz von Hauttumoren stellt uns täglich vor diagnostische Herausforderungen, sei es bei Patienten mit multiplen atypischen Nävi oder mit lichtgeschädigter Haut. Gerade beim zunehmenden Einsatz nichtchirurgischer Therapieverfahren zur Behandlung von Hauttumoren ist es sinnvoll, Alternativen zur histologischen Verlaufskontrolle und Therapieüberprüfung zu haben, die ebenfalls nichtinvasiv sind. Neben dermatoonkologischen Fragestellungen sind auch entzündliche und degenerative Hauterkrankungen, chronische Wunden sowie Überprüfungen der Wirksamkeit und Verträglichkeit von Medikamenten und Kosmetika Einsatzgebiete für nichtinvasive diagnostische Methoden.

Die nichtinvasive Diagnostik ist ein relativ neues, schnell wachsendes Feld in der Dermatologie, in dem es viel Forschung und rasante technische Neuerungen gibt. Neben bildgebenden Methoden gibt es physikalische Techniken, die quantifizierbare, eher funktionelle Parameter messen.

Wir haben für dieses Buchprojekt ausgewiesene Experten für die bildgebenden und physikalischen Methoden gewinnen können, die die jeweilige Technik ausführlich erklären, Indikationen und Limitationen nennen sowie einen Ausblick auf weitere Entwicklungen geben. Die Beiträge sind ergänzt durch viele detaillierte Abbildungen. Wir haben insbesondere darauf Wert gelegt, praxisnahe Tipps zur Durchführung der Messungen zu geben und wichtige Charakteristika der Techniken in prägnanten Merksätzen hervorzuheben.

Da jedes Buch das Werk vieler verschiedener Köpfe und Hände ist, möchten wir uns ganz herzlich bei allen bedanken, die uns auf vielfältige Weise geholfen und unterstützt haben. Besonderer Dank gilt allen Mitwirkenden, insbesondere den Autoren, die die teilweise komplizierten Techniken allgemeinverständlich dargestellt haben und die Methodik kritisch im Kontext anderer diagnostischer Möglichkeiten würdigen. Unser Dank gilt auch dem Springer-Verlag, der das Thema nichtinvasive Diagnostik in der Dermatologie so spannend und wichtig fand, dass er uns mit Lektorat und Layout ermöglicht hat, das Projekt zu realisieren.

Wir hoffen sehr, dass jeder Leser Freude an diesem Buch findet und wir unsere Begeisterung für die nichtinvasive Diagnostik mit vielen Kollegen teilen können. Vor allem aber hoffen wir, dass die gebotenen Informationen zu den verschiedenen nichtinvasiven Techniken allen Lesern helfen werden, diese noch gezielter und besser zum Wohle der uns anvertrauten Patienten nutzen zu können.

Julia Welzel, Elke Sattler
Augsburg, München im August 2015

Inhaltsverzeichnis

Autorenverzeichnis

PD Dr. med. Tanja von Braunmühl
Klinikum der Universität
der Ludwig-Maximilians-Universität
Klinik und Poliklinik für Dermatologie und
Allergologie
Frauenlobstraße 9–11
80337 München
Städtisches Klinikum München GmbH
Thalkirchner Straße 48
80337 München
E-Mail: tanja.vonbraunmuehl@med.uni-
muenchen.de

Dr. rer. med. Maxim E. Darvin, PhD
Charité – Universitätsmedizin Berlin
Klinik für Dermatologie, Venerologie
und Allergologie
Bereich Hautphysiologie
Charitéplatz 1
10117 Berlin
E-Mail: maxim.darvin@charite.de

PD Dr. med. Torsten Hinz
Universitätsklinikum Bonn
Klinik für Dermatologie und Allergologie
Sigmund-Freud-Straße 25
53127 Bonn
E-Mail: torsten.hinz@ukb.uni-bonn.de

PD Dr. med. habil. Martin Kaatz
SRH Wald-Klinikum Gera GmbH
Straße des Friedens 122
07548 Gera
Klinik für Hautkrankheiten
Universitätsklinikum Jena
Erfurter Straße 35
07743 Jena
E-Mail: martin.kaatz@wkg.srh.de

Dr. Emanuel von Kienlin
SciBase AB
Widenmayerstraße 11
80538 München
E-Mail: emanuel.vonkienlin@scibase.com

Dr. med. Martin Johannes Koehler
Klinik für Hautkrankheiten
Universitätsklinikum Jena
Erfurter Straße 35
07743 Jena

PD Dr. med. Jürgen Kreusch
Moislinger Allee 95
23558 Lübeck
E-Mail: juergen.kreusch@googlemail.com

Prof. Dr. med. Jürgen Lademann
Charité – Universitätsmedizin Berlin
Klinik für Dermatologie, Venerologie
und Allergologie
Bereich Hautphysiologie
Charitéplatz 1
10117 Berlin
E-Mail: juergen.lademann@charite.de

PD Dr. rer. nat. Martina C. Meinke
Charité – Universitätsmedizin Berlin
Klinik für Dermatologie, Venerologie und
Allergologie
Bereich Hautphysiologie
Charitéplatz 1
10117 Berlin
E-Mail: martina.meinke@charite.de

Dr. med. Peter Mohr
Elbe Kliniken Stade – Buxtehude GmbH
Am Krankenhaus 1
21614 Buxtehude
E-Mail: peter.mohr@elbekliniken.de

Dr. med. Rolf Ostendorf
Viersener Straße 50–52
41061 Mönchengladbach
E-Mail: ostendorf-rolf@t-online.de

Dr. med. Alexa Patzelt
Charité – Universitätsmedizin Berlin
Klinik für Dermatologie, Venerologie
und Allergologie
Bereich Hautphysiologie
Charitéplatz 1
10117 Berlin
E-Mail: alexa.patzelt@charite.de

PD Dr. med. Elke C. Sattler
Klinikum der Universität München
Ludwig-Maximilians-Universität
Klinik und Poliklinik für Dermatologie
und Allergologie
Frauenlobstraße 9–11
80337 München
E-Mail: elke.sattler@med.uni-muenchen.de

Prof. Dr. med. Monika Schmid-Wendtner
Interdisziplinäres Onkologisches Zentrum
München
Nußbaumstraße 12
80336 München
E-Mail: m.schmid-wendtner@ioz-muenchen.de

Steffen Springer
Klinik für Hautkrankheiten
Universitätsklinikum Jena
Erfurter Straße 35
07743 Jena

Dr. med. Martina Ulrich
Dermatologie am Regierungsviertel/CMB
Collegium Medicum Berlin GmbH
Luisenstraße 54/55
10117 Berlin
E-Mail: m.ulrich@collegiummedicum.de

Prof. Dr. med. Julia Welzel
Klinikum Augsburg Süd
Klinik für Dermatologie und Allergologie
Sauerbruchstraße 6
86179 Augsburg
E-Mail: julia.welzel@klinikum-augsburg.de

Dr. rer. nat. Michael Zieger
SRH Wald-Klinikum Gera GmbH
Straße des Friedens 122
07548 Gera
Klinik für Hautkrankheiten
Universitätsklinikum Jena
Erfurter Straße 35
07743 Jena
E-Mail: michael.zieger@med.uni-jena.de

Auflichtmikroskopie

J. Kreusch

J. Welzel, E.C. Sattler (Hrsg.), *Nichtinvasive physikalische Diagnostik in der Dermatologie,*
DOI 10.1007/978-3-662-46389-5_1, © Springer-Verlag Berlin Heidelberg 2016

1.1   Methodisches

1.1.1   Optische Grundlagen

Die Untersuchung der Haut mit einem stark vergrößernden optischen Gerät ist ein naheliegender methodischer Ansatz (Hoegl et al. 1993). Allerdings lassen sich wegen verschiedener Störphänomene fast nur Einzelheiten der Hautoberfläche erkennen. Etwa 4–7 % des einfallenden Lichtes werden an der Hautoberfläche regulär reflektiert (Fresnel-Reflexion), die Polarisationsebene dieser Fraktion wird beibehalten. Dieser Anteil ist für den Glanz der Hautoberfläche verantwortlich und verhindert die Sicht auf tiefergelegene Einzelheiten (Anderson und Parrish 1981; Anderson 1991). Lufteinschlüsse zwischen Hornschuppen können eine weitere erhebliche Zunahme dieses reflektierten Anteils bewirken (Totalreflexion beim Phasenübergang Gas-Feststoff). Hierdurch entsteht beispielsweise der silbrige Glanz der Schuppung bei der Psoriasis vulgaris. Von dem in tiefere Hautschichten eindringenden Licht werden ca. 95 % gestreut, vor allem an den Kollagenfasern im Korium. Intra- oder subepidermal gelegene Strukturen (z. B. Pigmentbefunde, Blutgefäße) sind daher nur dann zu erkennen, wenn sie viel Pigmente oder Farbstoffe enthalten und intensiv beleuchtet werden. In der Dermatologie hat man sich an diese Einschränkungen in der klinischen Beurteilung gewöhnt und leitet Diagnosen fast nur aus äußerlichen Befunden von Tumoren (Größe, Oberfläche, geometrische Details) und entzündlichen Dermatosen (zusätzlich Lokalisation und Anordnung) ab.

Dennoch ist es seit Langem bekannt, dass in tieferen Hautschichten zu erhebende Befunde für die Diagnosestellung nützlich sein können. Um die optischen Störphänomene an der Hautoberfläche auszuschalten, gibt es zwei Möglichkeiten:

1.1.2   Ausschaltung von Oberflächenreflexion und Streuungsphänomenen

Zwei Verfahren sind gebräuchlich, um Oberflächenreflexe und Streuungsphänomene auszuschalten:

- Durch Aufbringen einer Flüssigkeit und einer Glasplatte auf die Hautoberfläche kann man die Reflexe und Streuung des einfallenden Lichts an der Hornschicht-Luft-Grenze teilweise aufheben (Anderson und Parrish 1981). Erst die Kombination beider Maßnahmen ermöglicht es, in tieferen Hautschichten gelegene Strukturen einwandfrei zu erkennen. Diese Hilfsmittel wurden schon von P. G. Unna bei der klinischen Untersuchung benutzt, um Phänomene tieferer Hautschichten besser erkennen zu können, z. B. zur Sichtbarmachung der Wickham-Streifen bei Lichen ruber.
- Alternativ lassen sich störende Reflexe durch Beleuchtung mit polarisiertem Licht ausschalten (Anderson 1991). Denn so behält das durch reguläre (Fresnel-)Reflexion zurückgeworfene Licht seine Polarisationsebene bei. Die aus tieferen Hautschichten durch Streuung zurückgeworfene Fraktion ist hingegen depolarisiert. Mittels Kreuzens der Polarisationsebenen des Filters von Lichtquelle und desjenigen vor dem Auge des Betrachters (oder einer Kamera) lässt sich die Fresnel-Fraktion eliminieren. Es wird im Wesentlichen derselbe Effekt wie mittels Flüssigkeitsauftrag erzielt: Die Sicht auf tiefer gelegene Strukturen wird frei. Allerdings fehlt dem so erhaltenen Bild etwas von der Brillanz des Ölimmersionsbildes, da die Polarisierung durch den Analysatorfilter bereits 50 % des eingestrahlten Lichtes zurückhält und weitere Verluste durch den Diskriminatorfilter entstehen. Außerdem muss die Betrachtung bei polarisiertem Licht in abgedunkelten Räumen stattfinden, da nichtpolarisiertes Tageslicht den Effekt teilweise aufheben würde.

Die Untersuchung mit Immersionstechnik hat lange dominiert, hingegen erfolgte der Einsatz von Geräten mit polarisiertem Licht erst ab ca. dem Jahr 2001 durch mehrere Hersteller. Es sind für beide Vorgehensweisen eine Vielzahl von Instrumenten im Handel. Für die Verwendung der „Immersions"-Technik ist das anfangs empfohlene optische Immersionsöl (Fritsch und Pechlaner 1981) nicht sinnvoll, da es bei Augenkontakt oder in Wunden unangenehm brennende Missempfindungen hervorruft. Die Verwendung eines Öls mit hohem

Brechungsindex ist ohnehin nicht nötig, da dieses eigentlich der Anpassung an die Aperturen stark vergrößernder Mikroskopobjektive dient. Bei der Auflichtmikroskopie handelt es sich dagegen um eine „Pseudo-Immersion". Einfaches Paraffinöl (Paraffinum liquidum) ist preiswerter, frei von Nebenwirkungen und ebenso gut geeignet. Alkohol bzw. alkoholische Desinfektionssprays verdunsten rasch und sind auf Schleimhäuten, in Augennähe und auf offenen Wunden wegen der Schmerzhaftigkeit nicht einsetzbar. Dünnflüssige Kontaktmedien (Öle, Alkohole) fließen an stark gekrümmten Oberflächen schnell ab, erfordern bei Einsatz von Instrumenten mit Kontaktplatte höheren Druck zum Aufrechterhalten des optischen Kontakts. Daher sind sie zur Untersuchung von das Hautniveau überragenden Gebilden und vor allem von Gefäßstrukturen weniger geeignet. Besonders Letztere werden durch hohen Druck komprimiert und blutleer, somit unsichtbar. Daher ist es günstiger, z. B. Ultraschall-Kontaktgel zu verwenden. Es fließt kaum ab, haftet auf der Oberfläche und ist ebenfalls gut haut- und schleimhautverträglich. Nachteilig ist der Umstand, dass im hochviskösen Gel eingeschlossene Luftblasen nicht entweichen können. Das lässt sich aber dadurch vermeiden, dass man die Spenderflasche kopfüber stehend aufbewahrt, sodass sich Luftblasen nicht nahe der Austrittsöffnung, sondern an der Geloberfläche im Inneren der Flasche befinden und nicht mit aufgetragen werden.

Von den Schichten der Haut lassen sich die Epidermis, das Stratum papillare und auch das obere Stratum reticulare beurteilen. Mit zunehmender Dichte der Kollagenfasern wird die Sicht durch die Streuung des eingestrahlten Lichts getrübt. Die absolute Tiefe, bis zu der Objekte noch erkannt werden können, hängt von den örtlichen Gegebenheiten ab. Da die Epidermis durch den Ölauftrag meistens vollkommen transparent wird, erreicht man z. B. an den Fußsohlen einen Einblick von mehreren Millimetern Tiefe, anderenorts (z. B. im Gesicht) überblickt man nur eine Tiefe von ca. 0,5 mm. In intertriginösen Bereichen oder nach vorangegangener Anfeuchtung mit Wasser quillt das Keratin, wird milchig-trüb und somit undurchsichtig. Im Korium sind der Papillarkörper und oft auch die Gefäße des oberen dermalen Plexus gut zu beurteilen, die dicht gepackten Kollagenfaserbündel des Stratum reticulare bewirken allerdings eine starke Streuung des einfallenden Lichtes, sodass hier befindliche Strukturen allenfalls unscharf (z. B. blaue Nävi) zu erkennen sind.

Die Erkennbarkeit von Einzelheiten ist naturgemäß von der verwendeten Vergrößerung abhängig; aber dabei ist es stets wichtig, den Überblick über das gesamte Objekt zu behalten. Während bei Lupenvergrößerung (ca. 6- bis 8-fach) der Informationsgewinn noch verhältnismäßig gering ist, wurden bereits frühzeitig in der Literatur höhere Vergrößerungen empfohlen (Saphier 1920), wobei der sinnvolle Bereich zwischen 20- und 60-fach angegeben wurde, die 100-fache Vergrößerung wurde als obere Grenze angesehen. Da im Routineeinsatz einer solchen Methode keine zusätzlichen Maßnahmen wie Färbungen o. Ä. eingesetzt werden können, ist als sog. „förderliche Vergrößerung" (der Begriff wird etwas anders gebraucht als in der normalen Durchlichtmikroskopie!) diejenige anzusehen, mit der einzelne pigment- oder farbstofftragende Zellen erkannt werden können. Dies sind Erythrozyten (Durchmesser 7,5 µm) und pigmentierte Keratinozyten (horizontaler Durchmesser 30–50 µm). Melanozyten sind nicht obligat pigmentiert, ihr Durchmesser beträgt etwa 20 µm; die Länge ihrer Dendriten kann allerdings den Zelldurchmesser um ein Mehrfaches übertreffen.

Bereits früh (Hübner 1911; Saphier 1920) wurde die Bedeutung binokularer, stereoskopischer Untersuchung hervorgehoben. Auch zur Kapillarmikroskopie sind Stereomikroskope mit sehr hoher Vergrößerungsleistung eingesetzt worden (Ehring 1958).

1.1.3 Optische Geräte zur Auflichtmikroskopie

Unter dem Namen „Dermatoskop" wurden bereits 1920 von Saphier tragbare Mikroskope und um 1970 ein nicht mehr erhältliches fix montiertes Gerät der Zeiss AG, Oberkochen, zur Beurteilung von Hauterkrankungen eingesetzt.

Heute gibt es eine fast unüberschaubare Zahl von Instrumenten, die sich zur auflichtmikroskopischen Untersuchung von Hautbefunden aller Art eignen. Es können hier nur einige repräsentative Typen besprochen werden.

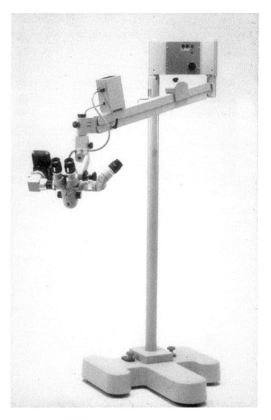

◘ Abb. 1.1 ZEISS OPMI: Historische Aufnahme. (Mit freundl. Genehmigung von Sur Prise e. K., Lübeck)

❯ Beste Instrumente und die besten Bewertungsregeln können nicht bestmöglich zur Tumordiagnostik beitragen, wenn die visuelle Vorauswahl der zu untersuchenden Gebilde unangemessen ist.

Handgehaltene kleine Instrumente wie das Dermatoskop Heine Delta 20 T (Fa. Heine Optotechnik GmbH & Co KG, 82211 Herrsching) und ähnliche Geräte wie das Luminis (Fa. VisioDerm, Bielefeld) sind handlich, mit LED-Beleuchtung und zuschaltbarer Polarisation ausgestattet. Die Vergrößerungsleistung ist aus optischen Gründen auf ca. 10-fach begrenzt. Zur Untersuchung müssen sich die Anwender den Patienten stark nähern. Monokular zu benutzende Optiken sind meist klein und handlich, passen in die Kitteltasche. Viele dieser Modelle verfügen über eine gläserne Kontaktplatte, diese weist meist einen großen Durchmesser auf, der den Einsatz in Hautwinkeln (Nasen-Augenwinkel, Zehen-

zwischenräume usw.) schwer bis unmöglich macht. Ein Instrument mit kleiner Bodenplatte (Heine Delta 10 plus Dermatoskop: Durchmesser 8 mm) hat sich nicht durchsetzen können. Hautmale mittlerer Größe (> 8 mm) können damit nicht mehr in der Übersicht gesehen werden. Nachteilig kann das Fehlen der Möglichkeit der Bilddokumentation sein. Eine vergleichende Beurteilung verschiedener Instrumente findet sich bei Blum und Jaworski (2006).

Monokulare Optiken erlauben auch keine räumliche Betrachtung des Objektes, eine Bedingung, die schon Hübner (1911) und Saphier (1920) unabdingbar erschienen war. Binokulare Instrumente sind Operationsmikroskope (z. B. OPMI-Serie, C. ZEISS AG, Oberkochen, ◘ Abb. 1.1; WILD M650, LEITZ-WILD AG, Heerbrugg, Schweiz). Die Kombination aus Mikroskop und Kamera ist kompliziert zu bedienen, unhandlich und sehr teuer, liefert aber die beste Bildqualität. Auch Untersuchungsmikroskope für den HNO-Bereich und Kolposkope aus der Gynäkologie sind verwendbar, diese sind meist preisgünstiger. Ein tragbares binokulares Auflichtmikroskop wurde 1991 von Kreusch entwickelt.

Die stürmische Entwicklung elektronisch-optischer, digitaler Instrumente hat eine Vielzahl neuer Anwendungsmöglichkeiten hervorgebracht:

Es gibt stationäre, d. h. an netzgebundene Computer angeschlossene Geräte und tragbare kleine Instrumente, deren Entwicklung besonders seit der Markteinführung von Smartphones und Tablets vorangetrieben wurde.

Stationäre Geräte verwenden kabelgebundene Optiken in Verbindung mit einem Computer. Dieser ermöglicht Speicherung (auch im zeitlichen Verlauf) und Auswertung der Bilder. Je nach verwendetem Objektiv sind Abbildungsmaßstäbe zwischen 2-fach und mindestens 400-fach möglich. Zahlreiche Instrumente sind erhältlich, die meist auch über Programme zur Analyse und Dignitätsbeurteilung verfügen. Während die meisten Programme Größe, Symmetrie und weitere Parameter des gesamten Tumors beurteilen, versucht das von MelaFind® (▶ Kap. 6) angebotene Gerät durch Analyse der verschiedenen Ebenen in der Tiefe einen anderen Weg zur Diagnosefindung (Monheit et al. 2011). Interessant sind auch die Einbindung von Ganzkörperaufnahmen vor allem zur Verlaufskontrolle oder eines digitalen Auflichtmikroskops mit einem konfokalen Mikroskop (Vivascope®). Es sei nochmals darauf hingewiesen, dass beste Geräte und Analyseverfahren nur dann brauchbare Ergebnisse bringen können, wenn die richtigen Objekte zur Untersuchung ausgewählt wurden.

> Es gibt nicht das „beste" Instrument zur Auflichtmikroskopie. Die Wahl müssen Anwender nach ihren Bedürfnissen und Qualitätsansprüchen treffen.

1.2 Indikationen

Die Wiederbelebung der auflichtmikroskopischen Diagnostik wurde ab ca. 1980 durch die zunehmende Inzidenz maligner Melanome interessant. Daher war die Verbesserung der Diagnostik pigmentierter Hauttumoren fast das alleinige Einsatzgebiet für Auflichtmikroskope. Erst ab Mitte der 1990er Jahre fanden andere Befunde mehr Beachtung, Parasiten wie z. B. Skabies, z. B. Gefäßstrukturen in Tumoren und Veränderungen von Befunden im Zeitverlauf. In den letzten Jahren werden auch Hautanhangsgebilde wie Haare und Nägel sowie entzündliche Hauterkrankungen (z. B. Psoriasis, Dermatitis, Rosazea, Lichen ruber etc.) nutzbringend auflichtmikroskopisch untersucht (Trichoskopie, Onychoskopie, Inflammaskopie, Entodermoskopie).

In den Folgejahren wurden immer mehr Tumorarten auflichtmikroskopisch charakterisiert, manche lassen sich sogar erst durch den spezifischen mikroskopischen Befund definieren. Die Verbesserung des Instrumentariums und der Speicher- und Bearbeitungsmöglichkeiten gewonnener Bilddateien haben auch zur Erweiterung der Anwendungsgebiete beigetragen. Im Einzelnen lassen sich nennen:

1.2.1 Diagnostik pigmentierter Tumoren

Die Diagnostik pigmentierter Hauttumoren ist weiterhin das wichtigste Einsatzgebiet der Auflichtmikroskopie. Das Hauptinteresse gilt der Erkennung

maligner Melanome – die aber von anderen, oft klinisch ähnlichen Tumoren abgegrenzt werden müssen.

Auflichtmikroskopisch beurteilt man in Tumoren Farben und Strukturen der Pigmentierung, sog. lokale Befunde. Ferner fließen auch „globale" Befunde in die Bewertung ein. Dies sind Befunde der Symmetrie, der Regelmäßigkeit der Randbegrenzung, der vorhandenen Farbtöne, des Durchmessers und der Erhebung über die Hautoberfläche. Die statistisch ermittelte Häufigkeit derartiger Befunde und ihre Assoziation zur Diagnose bestimmter Tumoren ist eine der Hauptaufgaben der ersten Jahre auflichtmikroskopischen Arbeitens gewesen.

Zur Nomenklatur und zur Bewertung auflichtmikroskopischer Befunde gab es mehrere Konsensustreffen (Bahmer et al. 1990; Argenziano et al. 2003). Die Bezeichnung der Pigmentstrukturen orientiert sich entweder an bildlichen Vergleichen (metaphorische Nomenklatur) (Pehamberger et al. 1987; Stolz et al. 2004; Kreusch und Rassner 1991) oder an streng geometrischen Begriffen (Kittler 2009). Bedauerlicherweise ist es nicht gelungen, eine einheitliche, allgemeingültige Nomenklatur zu entwickeln. Dazu haben verschiedene Faktoren beigetragen: Die verschiedenen technischen Standards der Instrumente (optische Vergrößerung, Beleuchtung, Wiedergabe des Bildes, unterschiedliche Wahrnehmung und Begrifflichkeiten der Anwender usw.). Dementsprechend haben sich auch unterschiedliche Wege zur Ableitung von Diagnosen aus den auflichtmikroskopischen Befunden entwickelt (Nachbar et al. 1994; Soyer et al. 2004; Henning et al. 2007; Kittler 2009; Argenziano et al. 2011). Die Wahl der bevorzugten Nomenklatur und des diagnostischen Weges muss den Bedürfnissen der jeweiligen Anwender entsprechen (Giacomel et al. 2015).

> Es gibt nicht die „beste" Nomenklatur oder den „besten" Algorithmus zur auflichtmikroskopischen Beurteilung pigmentierter Tumoren. Die Wahl müssen Anwender nach ihren Bedürfnissen und Sehgewohnheiten treffen.

Die Strukturen der Pigmentierung vieler vor allem gutartiger melanozytärer Tumoren werden entscheidend von der jeweiligen Körperregion bestimmt, da

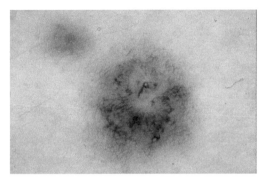

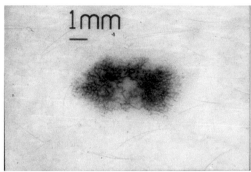

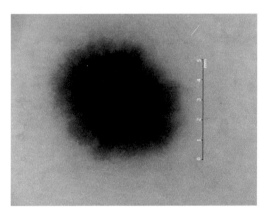

◘ **Abb. 1.2** Naevus recurrens: In der Peripherie normale Netzarchitektur, im Zentrum nach Trauma gestört. (Mit freundl. Genehmigung von Sur Prise e. K., Lübeck)

◘ **Abb. 1.4** Entzündlich veränderter Junktionsnävus: Graue Areale zeigen Entzündungsvorgang an. (Mit freundl. Genehmigung von Sur Prise e. K., Lübeck)

◘ **Abb. 1.3** Stark pigmentierter Junktionsnävus: Netzstruktur durch pigmentierte Parakeratose überlagert. (Mit freundl. Genehmigung von Sur Prise e. K., Lübeck)

sich Melanin zunächst an der dermoepidermalen Junktionszone befindet. Diese Grenzschicht ist an den verschiedenen Körperregionen unterschiedlich strukturiert. Mit Hilfe der dadurch erzeugten Pigmentstrukturen lassen sich unterscheiden: Gesichtshaut Rumpfhaut – akrale Haut und Schleimhaut. Vor allem bei junktionalen Nävi lässt sich durch ihre Pigmentmuster fast immer der Herkunftsort auf der Haut erkennen. Zu beachten ist, dass Melanin in Abhängigkeit von der Lage innerhalb der Hautschichten verschiedene, aber charakteristische, durch Streuungs- und Beugungsphänomene bedingte Farben aufweist: tiefschwarz im Stratum corneum, typisch rotbraun in der dermoepidermalen Grenzschicht und im oberen Stratum papillare. Im mittleren Korium erscheint der Farbton grauschwarz, in noch größerer Tiefe blaugrau, wie

man es von blauen Nävi kennt. Von häufig unterschätzter Bedeutung sind auch Farbtemperatur und Einstrahlwinkel der Lichtquelle sowie Auflösungsvermögen und Wiedergabespektrum vor allem der Bildschirme digitaler Medien.

Klassisch ist die netzartige Struktur von Nävi, aber auch mancher Melanome, die sich im Bereich der Felderhaut (Rumpf, proximale Extremitäten und Kopfhaut) findet (◘ Abb. 1.2). Die oft doppeltkonturierten Netzstege entsprechen den in der Basalschicht pigmentierten Anteilen der Epidermis an den Steilflanken der Reteleisten, während die Netzmaschen den dermalen Papillen zugehörig sind. Je nach Körperregion variieren die Maschengrößen, wovon man sich auf farbiger Haut überzeugen kann. Störungen der in einer bestimmten Region üblicherweise anzutreffenden Regelmäßigkeit der Netzstruktur können auf Dysplasie, Malignität, aber auch auf frühere Traumatisierung (z. B. Kratzverletzung oder Teilabtragung durch Laserbehandlung, ◘ Abb. 1.2) hinweisen und erfordern eine genauere Untersuchung. Fehlende Netzstruktur kann sowohl durch Überlagerung mit einem stark melaninhaltigen Stratum corneum in Junktionsnävi bedingt sein (sog. pigmentierte Parakeratose, ◘ Abb. 1.3) als auch durch entzündlich oder tumoral bedingte Auflösung der regulären Struktur der dermoepidermalen Junktionszone (◘ Abb. 1.4).

Ein weiterer sehr charakteristischer Befund sind die rundlichen pigmentierten Nävuszellnester, sog. „Globuli" (◘ Abb. 1.5). Dieses Pigmentmuster ist besonders bei den Nävi von Kindern anzutreffen (Zalaudek et al. 2011), allerdings ebenfalls in

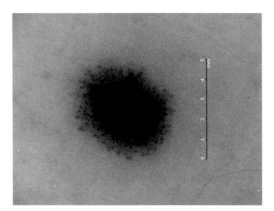

◘ **Abb. 1.5** Compound-Nävus: Globuläre Struktur entspricht Nävuszellnestern. (Mit freundl. Genehmigung von Sur Prise e. K., Lübeck)

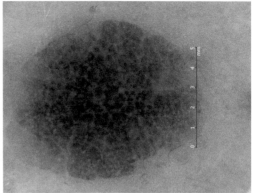

◘ **Abb. 1.6** Papillomatöser, überwiegend dermaler Nävus (Unna-Nävus): Schollenstruktur. (Mit freundl. Genehmigung von Sur Prise e. K., Lübeck)

Spitz-Nävi und auch in malignen Melanomen. Auch hier ist sorgfältige Untersuchung angesagt. Wenn die Nävuszellnester wachsen und miteinander verschmelzen, entsteht der „Schollenstruktur" oder „Pflastersteinmuster" genannte Befund (◘ Abb. 1.6). Er wird überwiegend in papillomatösen Nävi vom Unna-Typ angetroffen. Da ein fließender Übergang zum Befund der „Globuli" möglich ist, herrscht in der Literatur eine gewisse Unschärfe. Da aber Spitz-Nävi diese Schollenstruktur nicht aufweisen, erscheint die begriffliche Unterscheidung der Bezeichnungen sinnvoll, da Spitz-Nävi wegen der auch immer zu erwägenden Differenzialdiagnose des nodulären Melanoms besondere Beachtung benötigen. Diese würde u. U. entfallen, wenn für beide Befunde der Begriff „Schollenmuster" verwendet würde.

Kompakte Knoten melanozytärer Tumoren weisen keine Pigmentstruktur auf, sind homogen pigmentiert. Dies ist bei blauen Nävi (◘ Abb. 1.7), aber oft auch bei malignen Melanomen (◘ Abb. 1.8) der Fall. Der blaue Nävus kann meist an seiner charakteristischen Farbe und anamnestisch zu erfragendem langen unveränderten Bestand mit guter Sicherheit erkannt werden. Knotige Anteile maligner Melanome sind eher schwarz oder dunkelbraun und sollten sich in den letzten Monaten vergrößert haben. Bemerkenswert sind die aus derartigen Knoten seitlich herausweisenden Ausläufer, die sog. Pseudopodien (◘ Abb. 1.9). Diese werden nur bei Tumoren höherer Vertikaldicke (> 0,5 mm) angetroffen. Sie sind zu unterscheiden von den radiären Streifen

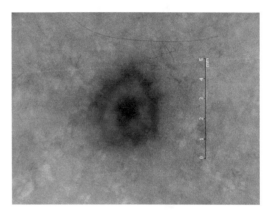

◘ **Abb. 1.7** Blauer Nävus: Graublaue strukturlose Areale. (Mit freundl. Genehmigung von Sur Prise e. K., Lübeck)

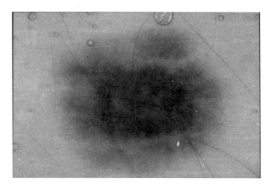

◘ **Abb. 1.8** Malignes Melanom (SSM, TD 1,1 mm): Graublaue strukturlose Areale. (Mit freundl. Genehmigung von Sur Prise e. K., Lübeck)

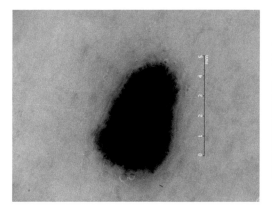

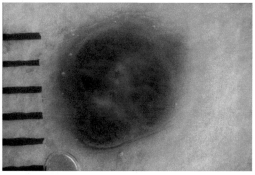

Abb. 1.12 Malignes Melanom (TD 2,0 mm): Blaugrauer „Schleier", „Milchstraße", „milky way". (Mit freundl. Genehmigung von Sur Prise e. K., Lübeck)

Abb. 1.9 Malignes Melanom (SSM, TD 0,70 mm): Pseudopodien in der Peripherie. (Mit freundl. Genehmigung von Sur Prise e. K., Lübeck)

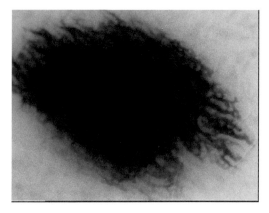

Abb. 1.10 Malignes Melanom (TD 0,30 mm): Periphere Streifen in Verlängerung der Netzstruktur („radial streaming"). (Mit freundl. Genehmigung von Sur Prise e. K., Lübeck)

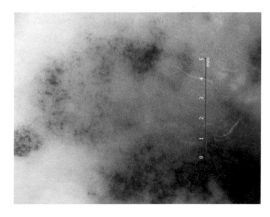

Abb. 1.11 Malignes Melanom (TD > 3 mm): Regression: Aufhellung, Melanophagen und „peppering". (Mit freundl. Genehmigung von Sur Prise e. K., Lübeck)

(Abb. 1.10), die aus der atypischen Netzstruktur maligner Melanome vom SSM-Typ entspringen.

Sowohl in Nävi wie in malignen Melanomen trifft man durch entzündliche Vorgänge bedingte Aufhellungen an („Regression"). Dies kann zum völligen Verlust der Pigmentierung führen. Derartige Regressionszonen sind stets heller als die umgebende Haut, erscheinen oft weißlich wie Narben, sind aber im Unterschied zu diesen gesäumt von winzigen (ca. 20 μm messenden) grauschwarzen Pünktchen („peppering") (Abb. 1.11), die histologisch den Melanophagen des Entzündungsinfiltrats entsprechen. Liegen diese Makrophagen noch sehr nahe beieinander oder sind noch durchsetzt mit Resten des Tumors, verschmilzt das alles zu graublau-weißen Flächen, in denen keine einzelnen Zellen erkennbar sind. Diese „blau-grauen Schleier" (Abb. 1.12) finden sich meist in Melanomen ab einer Tumordicke von > 0,5 mm. Zu beachten ist, dass das „peppering" auch in entzündlich veränderten Nävi (Abb. 1.3), seborrhoischen Keratosen, im Lichen ruber und anderen entzündlichen Dermatosen anzutreffen ist. Auch hier ist wieder genauere Untersuchung und Berücksichtigung des Gesamtbildes erforderlich.

Besonderheiten der Mikroanatomie der Haut an Akren, Mukosa und Gesichtshaut bedingen spezielle Pigmentstrukturen. Akrale Haut hat durch ihre spezielle Struktur – Leistenhaut im Gegensatz zur Felderhaut des Rumpfs – einen anderen Aufbau der dermoepidermalen Grenzzone. Hier hat sich gezeigt, dass melanozytäre Nävi fast immer Melaninbildung entlang der Crista limitans

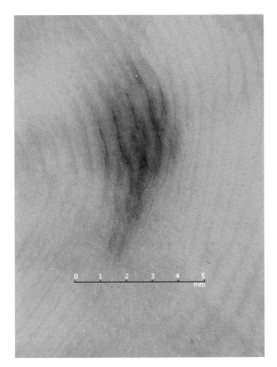

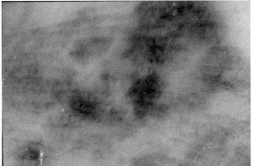

Abb. 1.14 Akrales malignes Melanom (in situ): Breites Parallelmuster. (Mit freundl. Genehmigung von Sur Prise e. K., Lübeck)

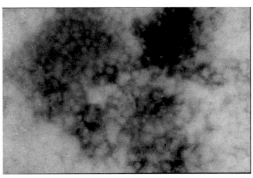

Abb. 1.13 Akraler Nävus: Schmales Parallelmuster. (Mit freundl. Genehmigung von Sur Prise e. K., Lübeck)

Abb. 1.15 Lentigo maligna: Pseudonetzmuster. (Mit freundl. Genehmigung von Sur Prise e. K., Lübeck)

zeigen. Diese äußert sich auflichtmikroskopisch als schmale, parallele Streifung von rotbrauner Melaninfarbe, das sog. schmale Parallelmuster (Abb. 1.13). Dieses ist an der Hautoberfläche als Pigment in den Tälern zwischen den Leisten erkennbar und weist eine beträchtliche Variabilität auf, die von der Dicke der Hornschicht und weiteren Faktoren abhängt. Dagegen entstehen akrale Melanome stets an der Crista intermedia, und die Pigmentierung breitet sich in die akralen Leisten aus, erscheint auflichtmikroskopisch als breite parallele Streifen, das sog. „breite Parallelmuster". Orientierungshilfe zur Erkennung der Leisten akraler Haut können die hellen punktartigen Ostien ekkriner Schweißdrüsen sein (Abb. 1.14). Erst wenn durch Wachstum des Tumors der geordnete Aufbau der dermoepidermalen Grenzschicht zerstört wird, verschwindet auch in akralen Melanomen dieser sehr typische Befund.

Im Gesicht fehlen weitgehend die dermalen Papillen, die am Rumpf das Entstehen des Netzmusters bedingen. Dagegen ist die Gesichtshaut von den Ostien der zahlreichen Haar-Talgdrüsenfollikel durchbrochen. Melaninpigmentierung entsteht an der fast planen dermoepidermalen Grenze. Zu erwarten wäre eine gleichmäßige braune Färbung – wenn diese nicht durch die pigmentfreien Follikelostien unterbrochen wäre. Es entsteht ein netzartiger Eindruck, der aber eine andere mikroanatomische Ursache hat, deutlich anders aussieht als bei melanozytären Nävi der Felderhaut des Rumpfs (Abb. 1.15). Hier entsprechen die Netzmaschen den melaninfreien Follikelostien, nicht den dermalen Papillen. Wenn bei Übergang in das Lentigo-maligna-Melanom der geordnete Aufbau der dermoepidermalen Grenzschicht zerstört wird, verschwindet dieser sehr typische Befund des Pseudonetzes. Die Lentigo maligna weist besonders häufig Aufhellung durch Regression auf, dazu die winzigen grauschwarzen Pünktchen der Melanophagen.

Da die Mukosa auch eine fast plane, allenfalls leicht gewellte Basalschicht aufweist, ist auch in mukosalen Nävi keine regelmäßige Pigmentstruktur zu

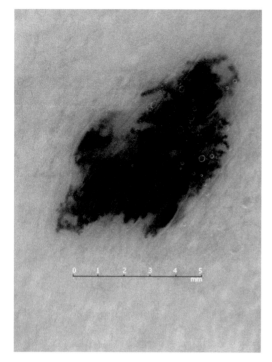

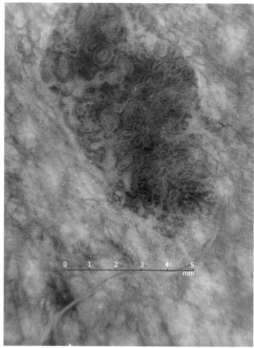

■ **Abb. 1.16** Angiom: Blauviolette und rote Zonen. (Mit freundl. Genehmigung von Sur Prise e. K., Lübeck)

■ **Abb. 1.17** Seborrhoische Keratose des Rückens: Fingerprint-Muster „fatty fingers". (Mit freundl. Genehmigung von Sur Prise e. K., Lübeck)

erwarten, man beobachtet bräunliche und eher homogene Färbungen. Erst beim Entstehen maligner Melanome treten blaugraue, oft durch Mazeration verstärkte Farbtöne und tastbare Knoten auf.

Von pigmentierten Melanomen abzugrenzen ist eine Vielzahl mehr oder weniger dunkler Gebilde nichtmelanozytären Ursprungs. Entscheidend ist die Beachtung sowohl der farbtragenden Strukturen wie auch der Farbtöne selbst.

Sofern Blut oder Blutbestandteile die Färbung verursachen, ist diese auflichtmikroskopisch leicht zu erkennen. Je nach Oxygenierungsgrad kann der Farbton von Angiomen zwischen Hellrot und Dunkelviolett, fast Schwarz, variieren (■ Abb. 1.16). Dies ist aus der Alltagserfahrung gut bekannt. Zu beachten ist, dass in Einblutungen sich die Farbtöne im Laufe der Zeit verändern, manchmal treten in älteren Hämatomen braunrote Farbtöne auf, die an Melaninfarben erinnern. Speziell subunguale Hämorrhagien haben durch das langsame Nagelwachstum eine sehr lange Bestandsdauer, sind aber in den allermeisten Fällen mit dem Auflichtmikroskop sicher zu erkennen, dabei sind anamnestische Angaben hilfreich.

Seborrhoische Keratosen zeigen eine große Vielfalt an Farbtönen (Braun et al. 2002). Diese können hellgelb, aber auch tiefschwarz erscheinen, wirken meist gebrochen-opak, weniger klar als die in melanozytären Gebilden, und es fehlen die bekannten Pigmentmuster von Nävi und Melanomen. Dafür finden sich oft fingerabdruckähnliche Strukturen (■ Abb. 1.17), gelbliche oder dunkle kleine Bezirke, die mehr oder weniger stark pigmentierten Hornpfröpfen entsprechen, sowie die weißlich leuchtenden, in der Tiefe liegenden Punkte der Pseudohornzysten (■ Abb. 1.18).

Auch andere aus Keratinozyten bestehende Tumoren können braun oder braunschwarz erscheinen: die pigmentierten aktinischen Keratosen und der M. Bowen. Besonders Letzterer weist gelegentlich einen Farbton auf, der demjenigen melanozytärer Tumoren sehr ähnelt. Dafür fehlen aber – wie in pigmentierten aktinischen Keratosen – die entsprechenden Pigmentmuster (■ Abb. 1.19). Weiterführend kann die radiäre Anordnung von punktartigen Blutgefäßen in der Peripherie sein.

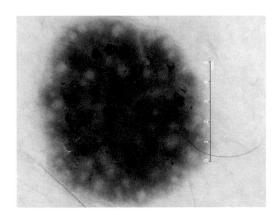

Abb. 1.18 Seborrhoische Keratose des Abdomens: Hornpfröpfe. (Mit freundl. Genehmigung von Sur Prise e. K., Lübeck)

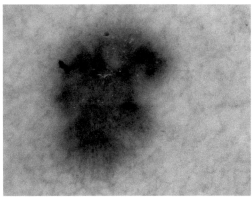

Abb. 1.19 Pigmentierter M. Bowen: Rotbraune unstrukturierte Farbe. (Mit freundl. Genehmigung von Sur Prise e. K., Lübeck)

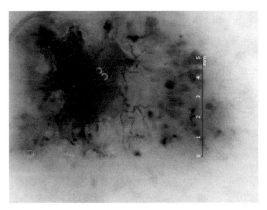

Abb. 1.20 Basalzellkarzinom: Blaugraue Pigmentinseln, „ovoid nests". (Mit freundl. Genehmigung von Sur Prise e. K., Lübeck)

Basalzellkarzinome sind ebenfalls sehr unterschiedlich pigmentiert, klinisch ist die Pigmentierung bei mitteleuropäischen Patienten nur in ca. 5 % der Fälle erkennbar. Auflichtmikroskopisch finden sich dagegen in vielen Fällen schon regellos verstreute kleine rundliche Gebilde („ovoid nests", Pigmentinseln, **Abb. 1.20**), ein sehr charakteristischer Befund. Bei intensiverer Pigmentierung zeigt sich am Tumorrand eine wellige, manchmal streifig auslaufende Pigmentierung („blattartige" Begrenzung, **Abb. 1.21**), die anders strukturiert ist als die Pseudopodien maligner Melanome. Auch die Farbtöne entsprechen nicht denjenigen melanozytärer Tumoren, sind stumpf-braunschwarz oder graubraun. Fast immer sind die für Basalzellkarzinome charakteristischen aufgelagerten baumartigen

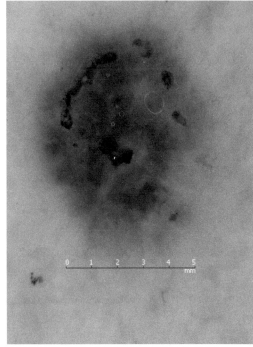

Abb. 1.21 Basalzellkarzinom: Blattartig gewellter Rand. (Mit freundl. Genehmigung von Sur Prise e. K., Lübeck)

Gefäße auf der Tumoroberfläche zu erkennen (Altamura et al. 2010).

Eine der wenigen Ausnahmen von der Regel, dass nur melanozytäre Gebilde eine Netzstruktur aufweisen, stellen Dermatofibrome/Histiozytome dar. Diese zeigen am Rand ein echtes, melaninbraunes Netz, haben aber dafür im Zentrum den nichtpigmentierten, meist weißlichen und tastbar derben

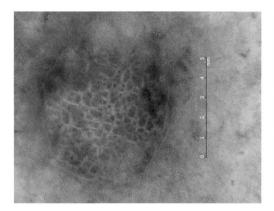

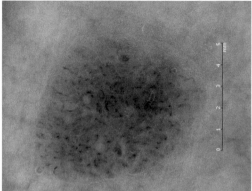

◘ **Abb. 1.22** Dermatofibrom: Peripheres Netzmuster, Epithelinseln im weißlichen Zentrum. (Mit freundl. Genehmigung von Sur Prise e. K., Lübeck)

◘ **Abb. 1.23** Dermaler Nävus: Kommagefäße, kurz gekrümmt und wenig verzweigt. (Mit freundl. Genehmigung von Sur Prise e. K., Lübeck)

fibrotischen Kern. Die Netzzeichnung erscheint am Übergang zum Zentrum aufgelöst in einzelne Inseln (◘ Abb. 1.22). Noch eine weitere Ausnahme von der genannten Regel ist zu erwähnen: die akzessorische Mamille. Hier hilft zusätzlich als klinischer Befund die Anordnung im Verlauf der Milchleiste des Thorax und Abdomen.

Es gibt eine ganze Reihe weiterer, manchmal dunkler Tumoren und Gebilde (Hidrokystome, Porome, epidermale Zysten usw.), die hier nicht detailliert beschrieben werden sollen.

1.2.2 Nichtpigmentierte Tumoren

Der Nutzen der Auflichtmikroskopie zur Diagnostik pigmentarmer oder gar pigmentfreier Tumoren wurde erst ab Mitte der 1990er Jahre publiziert (Kreusch und Koch 1996). Da diese Tumoren nicht an Befunden der Pigmentierung erkannt werden können, bleiben nur wenige sonstige Charakteristika zur Beurteilung übrig, dies sind vor allem diejenigen der Gefäßversorgung. Tumorale Gefäße bedürfen einer angepassten Untersuchungstechnik, da sie durch Druck leicht komprimiert, blutleer und somit unsichtbar werden. Instrumente mit Kontaktplatte müssen daher mit möglichst wenig Druck auf den Tumor gesetzt werden. Als Kontaktmedium ist besonders Ultraschall-Kontaktgel geeignet, das dank seiner hohen Viskosität nicht auf der Hautoberfläche verläuft und somit wenig Auflagedruck des Instruments zum Aufrechterhalten der

optischen Verbindung benötigt. Bei der Untersuchung ist die Sichtkontrolle des Bildes wichtig, ob weiße, scheinbar gefäßfreie Zonen in einem Tumor erscheinen oder unplausible abrupte Abbrüche von Gefäßen erkennbar sind. In solchen Fällen muss der Auflagedruck der Optik gemindert werden, bis die Gefäßstruktur vollständig sichtbar geworden ist. Dies ist besonders bei Tumoren zu beachten, die die Hautoberfläche überragen.

Auflichtmikroskope mit polarisierter Lichtquelle arbeiten berührungslos, der Bildeindruck wird allerdings leichter durch oberflächliche Rauigkeiten und Schuppung gestört, auch kann nichtpolarisiertes Streulicht den Bildeindruck verschlechtern.

Tumorale Gefäße unterscheiden sich stets deutlich von den Gefäßstrukturen der umgebenden Haut. Diese dienen als Referenzbefund, sind je nach Körperregion verschieden. Ähnlich wie bei den Pigmentierungsmustern lässt sich mit Hilfe kutaner Gefäßstrukturen leicht erkennen, ob Haut des Gesichts, des Rumpf und der proximalen Extremitäten oder der Akren vorliegt. Die Kenntnis der normalen Gefäßbefunde der Haut lässt sich naturgemäß leicht aneignen.

> **Praxistipp**
>
> Gefäße in Tumoren mit geringstmöglichem Druck untersuchen. Kontaktmedium bei Verwendung nichtpolarisierter Beleuchtung: Ultraschall-Kontaktgel. Gefäße der umgebenden gesunden Haut dienen als Referenzstrukturen.

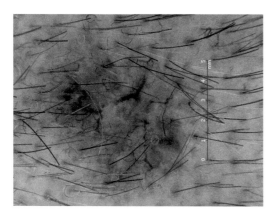

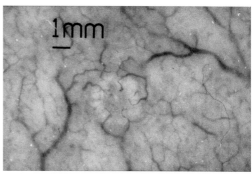

◘ **Abb. 1.25** Hyperplastische Talgdrüse: Gefäße umfassen kranzartig den gelblichen gelappten Drüsenkörper, der zentrale Ausführungsgang ist gefäßfrei. (Mit freundl. Genehmigung von Sur Prise e. K., Lübeck)

Auch die Nomenklatur der Gefäßstrukturen orientiert sich entweder an bildlichen Vergleichen (metaphorische Nomenklatur) (Kreusch und Koch 1996; Kreusch 2002; Zalaudek et al. 2010) oder an streng geometrischen Bezeichnungen (Rosendahl et al. 2013). Zur Charakterisierung von Gefäßbefunden gehört neben ihrer Morphe auch die Erfassung der Verteilung (regelmäßig – unregelmäßig) und Anordnung (nur an der Peripherie – über gesamten Tumor verteilt – in Ketten) sowie ihrer Farbe. Bei keratinisierenden Tumoren sind die Gefäße fast immer von einem mehr oder weniger ausgeprägten weißen Hof („Halo") umgeben. Dieser entspricht den vom jeweiligen Gefäß versorgten vitalen Keratinozyten. Melanozytären Tumoren fehlt dieser weiße Halo naturgemäß. Viele Tumoren weisen sehr spezifische Gefäßstrukturen auf, hier sind vor allem zu nennen: kommaartig gekrümmte kurze Gefäße in dermalen Nävi (◘ Abb. 1.23), baumartig verzweigte Gefäße in Basalzellkarzinomen (◘ Abb. 1.20, 1.24), hyperplastische Talgdrüsen (◘ Abb. 1.25), Klarzellakanthome (◘ Abb. 1.26). Wie bei pigmentierten Tumoren lassen sich viele pigmentfreie Entitäten durch den auflichtmikroskopischen Befund definieren, hier aber durch die Gefäßstruktur. Von besonderem Interesse ist dies für amelanotische Melanome (Menzies et al. 2008). Hier spielt zusätzlich der klinische Befund eine Rolle, da die Struktur der Vaskularisierung von der Tumordicke abhängt. Dünne Melanome (d. h. < 1 mm Tumordicke im histologischen Schnitt) weisen einen gleichmäßigen Besatz mit dünnen (0,05–

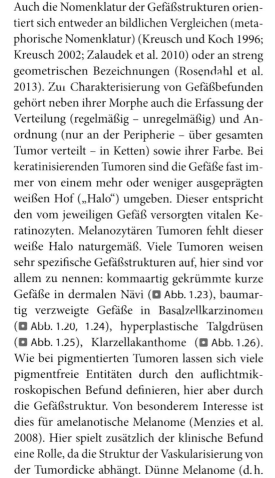

◘ **Abb. 1.26** Klarzellakanthom: Punktgefäße, in Ketten angeordnet. (Mit freundl. Genehmigung von Sur Prise e. K., Lübeck)

0,1 mm), punktartig erscheinenden Gefäßen auf, dieser Befund ist bereits bei In-situ-Melanomen zu erkennen (◘ Abb. 1.27, 1.28). Diese entsprechen kurzen, schlingenartigen, aus tieferen Hautschichten (dermaler Plexus) einsprossenden Gefäßen, die bei Betrachtung in Richtung ihrer Achse (also von der Hautoberfläche) als Punkte erscheinen. Schlingenartige Gefäße sind mit ihren diversen Varianten die häufigste tumorale Gefäßstruktur, benötigen zur diagnostischen Verwendung stets weitere Angaben. Mit zunehmender Tumordicke (1–2 mm) werden die Gefäßschlingen notwendigerweise länger, erscheinen dann bei Betrachtung schräg zu ihrer Achse als mehr oder weniger lange Schlingen, sog. Haarnadelgefäße. Bei noch größerer Tumordicke wird die Gefäßstruktur immer

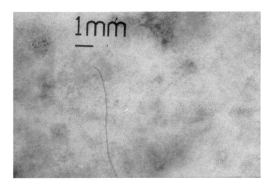

Abb. 1.27 Malignes Melanom (SSM in situ): Punktgefäße, Melaninspuren. (Mit freundl. Genehmigung von Sur Prise e. K., Lübeck)

Abb. 1.28 Malignes Melanom (SSM, TD 1,0 mm): Punktgefäße im melaninfreien, dünnen Randbereich des Tumors. (Mit freundl. Genehmigung von Sur Prise e. K., Lübeck)

heterogener, setzt sich je nach Dicke des jeweiligen Tumorabschnitts aus punkt- oder haarnadelartigen Gefäßen, aber auch aus baumartig verzweigten, offensichtlich von der umgebenden Haut einsprossenden Gefäßen zusammen. Es ist also wichtig, auch den klinischen Befund zu beachten, der eine Erklärung für unterschiedliche Gefäßstrukturen innerhalb eines Melanoms liefert – je nach Dicke des Tumoranteils. Es ergibt sich das Paradoxon, dass dünne amelanotische Melanome leichter an ihrem Gefäßmuster zu erkennen sind als dicke, fortgeschrittene Tumoren. Paradox ist ferner, dass das maligne Melanom eine viel regelmäßiger angeordnete Vaskularisierung aufweist als der benigne dermale Nävus, der von groben, kommaartig gekrümmten, selten verzweigten und unregelmäßig verteilten Gefäßen versorgt wird (■ Abb. 1.23). Als

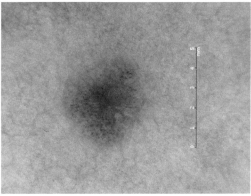

Abb. 1.29 Spitz-Nävus: Punktgefäße, kein Melanin. (Mit freundl. Genehmigung von Sur Prise e. K., Lübeck)

wichtige Differenzialdiagnose von Tumoren mit regelmäßig verteilten punktartigen Gefäßen ist der Spitz-Nävus zu nennen (■ Abb. 1.29). Da Spitz-Nävi auch histologisch nicht immer mit Sicherheit von nodulären Melanomen unterschieden werden können, ist in allen solchen Fällen die Exzision dringend anzuraten. Ein Schema zur Ableitung der Diagnose bzw. Ausschluss des hypo- bzw. amelanotischen Melanoms zeigt ■ Abb. 1.30. Ein weiterer Ansatz dazu findet sich bei Rosendahl et al. (2013).

Basalzellkarzinome weisen in der großen Mehrzahl der Fälle eine baumartig verzweigte Gefäßstruktur auf. Diese Gefäße sind meist sehr gut und klar zu erkennen, da sie unmittelbar subepidermal auf der Tumoroberfläche liegen, daher stets sehr scharf abgebildet werden und eine brillante, karminrote Farbe aufweisen (■ Abb. 1.20, 1.24). Gut erkennbar ist dieser Gefäßtyp in solidknotigen und sklerodermiformen Basalzellkarzinomen. In dünnen Rumpfhautbasaliomen sind die Gefäße naturgemäß viel zarter und häufig mit der geringen Vergrößerung der meist verwendeten Dermatoskope nicht gut zu erkennen. Tumorale Gefäße unterscheiden sich deutlich von den eher rosafarbenen und nicht so klar erkennbaren Gefäßen der umgebenden Haut. Basaliomgefäße lassen sich auch mit großer Sicherheit von den kommaartigen Gefäßen dermaler Nävi und den Kranzgefäßen hyperplastischer Talgdrüsen unterscheiden. Da die letztgenannten Tumoren viel häufiger sind, eignen sie sich gut zum Erlernen der normalen, gutartigen, nicht exzisionspflichtigen Befunde.

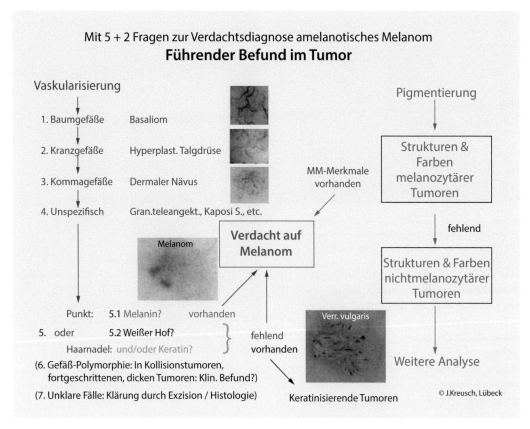

Mit 5 + 2 Fragen zur Verdachtsdiagnose amelanotisches Melanom
Führender Befund im Tumor

Vaskularisierung

1. Baumgefäße — Basaliom
2. Kranzgefäße — Hyperplast. Talgdrüse
3. Kommagefäße — Dermaler Nävus
4. Unspezifisch — Gran.teleangekt., Kaposi S., etc.

MM-Merkmale vorhanden

Pigmentierung

Strukturen & Farben melanozytärer Tumoren

fehlend

Strukturen & Farben nichtmelanozytärer Tumoren

Melanom

Verdacht auf Melanom

Punkt: 5.1 Melanin? vorhanden
5. oder 5.2 Weißer Hof?
Haarnadel: und/oder Keratin?
} fehlend
vorhanden

(6. Gefäß-Polymorphie: In Kollisionstumoren, fortgeschrittenen, dicken Tumoren: Klin. Befund?)

(7. Unklare Fälle: Klärung durch Exzision / Histologie)

Verr. vulgaris

Weitere Analyse

Keratinisierende Tumoren

© J.Kreusch, Lübeck

Abb. 1.30 Fließschema zur Ableitung der Diagnose pigmentarmer Tumoren anhand der Gefäßbefunde unter besonderer Berücksichtigung des amelanotischen malignen Melanoms

Seborrhoische Keratosen, Klarzellakanthome, aktinische Keratosen, M. Bowen und Plattenepithelkarzinome, auch vulgäre Warzen und Condylome weisen alle das vaskuläre Grundmuster der Gefäßschlinge auf – mit je nach Tumordicke unterschiedlicher Ausformung: Bei dünnen Tumoren erscheinen die kurzen Schlingen in der Aufsicht als Punkte, bei dickeren Tumoren und in Schrägsicht als haarnadelartige Schlingen. Die weißen Höfe um die Gefäße sind mit der geringen Vergrößerung von einfachen Dermatoskopen nicht immer gut zu erkennen. Auch bei diesen Tumoren wird die Gefäßstruktur mit zunehmender Dicke unübersichtlicher, heterogener. Stets müssen Zusatzbefunde diagnostisch berücksichtigt werden: Wichtig ist die Berücksichtigung des klinischen Befunds (Alter des Patienten, Lage des Tumors – in lichtgeschädigter Haut, Bestandsdauer etc.). Bei vulgären Warzen sind die Gefäße gleichmäßig über

den „Tumor" verstreut, ebenso bei seborrhoischen Keratosen, wobei diese sehr häufig Pseudohornzysten und/oder komedoartige Hornpfröpfe aufweisen und fast nur bei älteren Patienten und bevorzugt am Rumpf auftreten.

Aktinische Keratosen finden sich nur in chronisch lichtexponierter Haut und weisen ebenfalls Gefäßpunkte in regelmäßiger Anordnung und weißliche Ringe auf rosafarbenem Untergrund auf (sog. „Erdbeermuster") (■ Abb. 1.31) (Zalaudek et al. 2006), was mit guter Sicherheit die Unterscheidung von Basalzellkarzinomen ermöglicht. Im Keratoakanthom sieht man nur in der Peripherie haarnadelartige Gefäßschlingen, während das Tumorzentrum gefäßfrei bleibt und die gelbliche Farbe des auch histologisch charakteristischen Hornpfropfs aufweist. Nicht immer ist die Abgrenzung zum Plattenepithelkarzinom mit Sicherheit möglich, wobei Letzteres fast im-

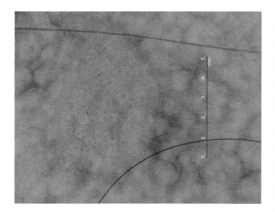

■ **Abb. 1.31** Solare („aktinische") Keratose der Kopfhaut:
„Erdbeermuster", Gefäße mit weißen Höfen und weiße Kreise.
(Mit freundl. Genehmigung von Sur Prise e. K., Lübeck)

mer eine unregelmäßigere und nicht nur an der
Peripherie lokalisierte Vaskularisierung aufweist.
Ein weiteres Beispiel für die Bedeutung der Gefäßanordnung stellt das Klarzellakanthom dar,
das eine Blickdiagnose ermöglicht: Dieses lässt
sich an der kettenartigen Anordnung der Gefäßpunkte, kreuz und quer durch den Tumor laufend,
erkennen. Auch im M. Bowen ist die Anordnung
der Gefäßpunkte diagnostisch entscheidend. Hier
sind sie aber in radiär nach auswärts weisenden
Linien angeordnet (Kittler 2009), in etwas dickeren Varianten am Schlingenende aufgeknäuelt, an
ein Glomerulum der Niere erinnernd („glome-
ruläre Gefäße"). Die weißen Höfe um die Gefäßpunkte des M. Bowen sind nicht immer leicht zu
erkennen.

Das Granuloma teleangiectaticum (Granuloma
pyogenicum) – eine wichtige und oft schwierige Differenzialdiagnose zum amelanotischen Melanom –
lässt überraschenderweise selten Gefäßstrukturen
erkennen. Diese sind in dem meist ödematös aufge-
quollenen Knoten nicht zu sehen. Dagegen sind in
amelanotischen Melanomen stets Gefäße sichtbar.
Auch wenn man sich nicht unbedingt auf diese Unterschiede verlassen sollte, kann der Gefäßbefund
das Vorgehen wesentlich beeinflussen (Zaballos
et al. 2010).

> Gefäßstrukturen in Tumoren dienen in viel
> größerem Maße als Pigmentierungsbefunde
> nicht nur zur Diagnosefindung, sondern auch
> zum Ausschluss von Diagnosen.

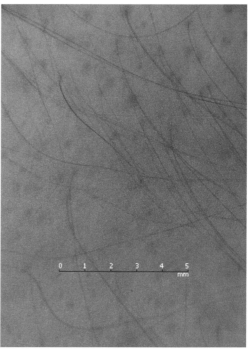

■ **Abb. 1.32** Alopecia areata: Gelbe Punkte, sie entsprechen
den nicht mit Haaren besetzten Follikelostien. (Mit freundl.
Genehmigung von Sur Prise e. K., Lübeck)

1.2.3 Hautanhangsgebilde (Haare, Nägel)

Patienten mit Störungen des Haarwachstums wird
bereits mit Hilfe der Auflichtmikroskopie der psy-
chologisch wichtige Eindruck sorgfältiger Untersuchung vermittelt. Kopfhaut und Haare lassen sich
direkt beurteilen. Kaliber und etwaige Schwankun-
gen, sonstige Haarschaftanomalien und Brüche
(z. B. bei Trichorrhexis nodosa) sind gut zu erkennen. Bei Alopecia areata weist die haarlose Kopfhaut
charakteristische gelbe Punkte (sog. yellow dots)
auf, die den keratingefüllten Follikelostien entsprechen (Panchaprateep et al. 2015) (■ Abb. 1.32). Mit
Hilfe spezieller computerbasierter Programme (Tri-
choScan® und weitere) lässt sich das Wachstum von
Haaren im Zeitverlauf quantitativ erfassen. Nach
Rasur eines ca. 1 × 1 cm messenden Areals der Kopfhaut und Anfärben der Haarstümpfe kann man nach
wenigen Tagen im Vergleich mit dem Ausgangsbe-
fund leicht ermitteln, wie viele der rasierten Haare
im Testareal nachwachsen, also in der Anagenphase

sind, während telogene Haare kein Wachstum zeigen.

Auch die Nägel lassen sich mit dem Auflichtmikroskop sinnvoll und für den Patienten nutzbringend untersuchen. Onychomykosen sind an breiten, meist mehr oder weniger gelblichen Streifen („spikes") zu erkennen. Wichtig ist die mikroskopisch genauere Beurteilung, ob die „spikes" bis unter die Cuticula reichen. In solchen Fällen wäre der Einsatz systemischer Antimykotika indiziert, da diese subkutane Region von antimykotischen Lacken nicht erreicht werden kann. Auch der Therapieverlauf lässt sich auflichtmikroskopisch gut verfolgen. Andererseits werden distal gelegene, eng nebeneinanderliegende, weißliche Streifen mit Mykoseverdacht gezeigt. Hierbei handelt es sich aber um eine Sonderform der Onychoschisis, oft hervorgerufen durch Minimaltraumata (z. B. bei Joggern, Tennis- oder Fußballspielern). Als Hinweis auf Traumata dienen auch die erst mikroskopisch deutlicher sichtbaren Splitterblutungen.

> **Praxistipp**
>
> Patienten mit subjektiv stark beeinträchtigenden Problemen wie Haarausfall und Nagelveränderungen empfinden die auflichtmikroskopische Untersuchung als besonders wichtig, weil ihr Anliegen damit ernst genommen und die Untersuchung als Zeichen der Zuwendung der Untersucher gewertet wird.

1.2.4 Parasitologie/ Entodermoskopie

Zur Diagnostik von Parasitenbefall hat die auflichtmikroskopische Untersuchung einen hohen Stellenwert bekommen, da sie schnell, atraumatisch und ohne direkten Patientenkontakt durchführbar ist. Das Entnehmen von Proben – z. B. von Haaren bei Pediculosis capitis oder Hautschuppen bei Skabies ist überflüssig geworden.

Bei Lausbefall der Kopfhaut kann man sehr schnell viele Bezirke untersuchen. Digital arbeitende Instrumente erlauben es, den Patienten umgehend die Unterscheidung von Schuppen und

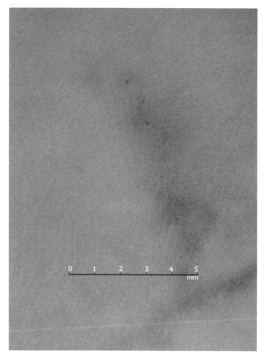

☐ **Abb. 1.33** Skabies: Milbendreieck am oberen Ende des Milbenganges. (Mit freundl. Genehmigung von Sur Prise e. K., Lübeck)

Nissen zu zeigen, was die Therapieadhärenz sehr fördert.

Um die Milben bei Skabiesbefall zu erkennen, bedarf es etwas mehr Erfahrung und Übung, da die gesuchten Objekte mit ca. 0,3 mm kleiner sind als bei Lausbefall. Daher sind die üblichen Dermatoskope mit knapp 10-facher Vergrößerung nur bedingt zur Untersuchung geeignet, abgesehen vom Umstand, dass die erforderliche Annäherung an die Patienten eine gewisse Infestationsgefahr beinhaltet. Wichtigstes Merkmal zur Erkennung von *Sarcoptes scabiei* ist der mit dickerer Chitinschicht geschützte und daher bräunlich erscheinende vordere Rumpf- und Kopfabschnitt (Prosoma) der Milbe. Dieser erscheint als Dreieck, während der etwas größere Hinterleib nur schwach gefärbt und daher schwieriger wahrnehmbar ist. Mit etwas Übung lassen sich auch die Gangstrukturen erkennen, in denen sich die großen Milbeneier, Faeces und Luftblasen finden lassen (☐ Abb. 1.33). Auflichtmikroskopisch kann man sehr viele verdächtige Stellen in kurzer Zeit inspizieren (Walter et al. 2011). Die oft jungen

Patienten tolerieren die Abnahme von Hautschuppen mit dem Skalpell o. Ä. meist nur sehr wenige Male. Da viele entzündliche Hauterkrankungen die Skabies imitieren können, ist die Unterscheidung von oft länglichen Kratzexkoriationen und Milbengängen wichtig.

Praxistipp

Bei stark entzündlicher Skabies kann eine Vorbehandlung der betroffenen Bereiche mit einem Klasse-II-Kortikoid über 2–3 Tage nützlich sein, weil die danach noch verbliebenen entzündlichen Papeln mit höherer Treffsicherheit den Milbennachweis ermöglichen.

Der Ausschluss der Skabies ist durchaus nicht leichter als ihr Nachweis.

Sehr häufig wird auch nach Zeckenbefall um auflichtmikroskopische Untersuchung gebeten mit der Frage, ob noch Reste des Tieres verblieben seien. Dies lässt sich sehr leicht überprüfen wie auch die anschließende Kontrolle der Beseitigung des Saugapparates.

Auch andere Parasitosen wie z. B. der Sandflohbefall (Tungiasis) lassen sich mit dem Auflichtmikroskop gut diagnostizieren. Leider ist es bislang nicht gelungen, die Larven bei klinisch sicherer Larva migrans zu lokalisieren und dann gezielt und sicher zu bekämpfen.

1.2.5 Hautoberfläche/Kosmetologie/Inflammaskopie

Auflichtmikroskopisch ist die Oberfläche gesunder wie erkrankter Haut und von Tumoren gut darstellbar, allerdings nur qualitativ zu beurteilen. Intakte Federzeichnung auf der Oberfläche von melanozytären Tumoren spricht für Gutartigkeit, da die Durchsetzung der Epidermis mit Tumorzellen schon früh die Regelmäßigkeit zerstört. Quantitativ lässt sich das mit moderneren Messmethoden (Profilometrie, 3D-Scan etc.) erfassen. Diese Methoden lassen sich auch zur Bewertung medizinischer oder kosmetischer Maßnahmen einsetzen, stellen aber derzeit kein Standardverfahren dar. Auch entzünd-

liche Dermatosen (u. a. Psoriasis vulgaris, Lichen ruber, Erkrankungen der Dermatitisgruppe) haben sich in letzter Zeit als durchaus interessante Anwendungsgebiete der Auflichtmikroskopie erwiesen. Wiederum sind Form und Anordnung der Gefäße wesentliche diagnostisch wichtige Befunde (Inflammaskopie) (Lallas et al. 2013).

1.2.6 Therapiekontrolle

Im Rahmen der Tumornachsorge werden v. a. Narben nach Exzision von Basalzellkarzinomen auflichtmikroskopisch untersucht. Die normale Narbe zeigt ein charakteristisches Gefäßmuster mit zahlreichen quer zum Narbenverlauf kreuzenden Gefäßen (sog. Strickleitergefäße), die auch für den lange bestehenden lividen Farbton frischerer Narben verantwortlich sind. Rezidive von Basalzellkarzinomen fallen durch ihr völlig anderes Gefäßmuster (Baumgefäße) auf. Auch Rezidive maligner Melanome und melanozytärer Nävi weisen charakteristische Pigmentstrukturen auf (Blum et al. 2014).

Im Praxisalltag ist die Therapiekontrolle vulgärer Warzen sehr nützlich. Die Gefäße einer Warze unterscheiden sich deutlich von denen der umgebenden meist akralen Haut. Auch sehr kleine Reste der Warze lassen sich gut erkennen, ein zu frühes Beenden der Therapie und das folgende Rezidiv werden vermieden.

1.2.7 Sonstiges

Nicht selten kommen Patienten mit Fremdkörpern der Haut zur Untersuchung. Sofern diese nicht aus transparentem Material wie Klarglas bestehen, lassen sie sich sehr gut erkennen und z. B. von Blutresten unterscheiden. Dornen, Sandkörner, aber auch Farbstoffe auf der Hautoberfläche sind leicht als solche zu identifizieren.

Literatur

Altamura D, Menzies SW, Argenziano G, Zalaudek I, Soyer HP, Sera F, Avramidis M, DeAmbrosis K, Fargnoli MC, Peris K (2010) Dermatoscopy of basal cell carcinoma: morphologic variability of global and local features and accuracy of diagnosis. J Am Acad Dermatol 62(1):67–75

Anderson RR (1991) Polarized light examination and photography of the skin. Arch Dermatol 127:1000–1005

Anderson RR, Parrish JA (1981) The optics of human skin. J Invest Dermatol 77:13–19

Argenziano G, Catricalà C, Ardigo M, Buccini P, De Simone P, Eibenschutz L, Ferrari A, Mariani G, Silipo V, Sperduti I, Zaludek I (2011) Seven-point checklist of dermoscopy revisited. Br J Dermatol 164(4):785–790

Argenziano G, Soyer HP, Chimenti S, Talamini R, Corona R, Sera F, Binder M, Cerroni L, De Rosa G, Ferrara G, Hofmann-Wellenhof R, Landthaler M, Menzies SW, Pehamberger H, Piccolo D, Rabinovitz HS, Schiffner R, Staibano S, Stolz W, Bartenjev I, Blum A, Braun R, Cabo H, Carli P, De Giorgi V, Fleming MG, Grichnik JM, Grin CM, Halpern AC, Johr R, Katz B, Kenet RO, Kittler H, Kreusch J, Malvehy J, Mazzocchetti G, Oliviero M, Ozdemir F, Peris K, Perotti R, Perusquia A, Pizzichetta MA, Puig S, Rao B, Rubegni P, Saida T, Scalvenzi M, Seidenari S, Stanganelli I, Tanaka M, Westerhoff K, Wolf IH, Braun-Falco O, Kerl H, Nishikawa T, Wolff K, Kopf AW (2003) Dermoscopy of pigmented skin lesions: results of a consensus meeting via the Internet. J Am Acad Dermatol 48:679–693

Bahmer FA, Fritsch P, Kreusch J, Pehamberger H, Rohrer C, Schindera I, Smolle J, Soyer HP, Stolz W (1990) Terminology in surface microscopy. J Am Acad Dermatol 23:1159–1162

Blum A, Hofmann-Wellenhof R, Marghoob AA, Argenziano G, Cabo H, Carrera C, de Costa Soares Sá B, Ehrsam E, González R, Malvehy J, Manganoni AM VI, Puig S, Simionescu O, Tanaka M, Thomas L, Tromme I, Zalaudek I, Kittler H (2014) JAMA Dermatol 150(2):138–145

Blum A, Jaworski J (2006) Deutliche Unterschiede von Hand-Dermatoskopen in der Bildqualität. J Deutsch Dermatol Gesell 12:1054–1057

Braun RP, Rabinovitz HS, Krischer J, Kreusch J, Oliviero M, Naldi L, Kopf AW, Saurat JH (2002) Dermoscopy of pigmented seborrheic keratosis: a morphological study. Arch Dermatol 138(12):1556–1560

Ehring F (1958) Geschichte und Möglichkeiten einer Histologie an der lebenden Haut. Hautarzt 9:1–4

Fritsch P, Pechlaner R (1981) Differentiation of benign from malignant melanocytic lesions using incident light microscopy. In: Ackerman AB (Hrsg) Pathology of malignant melanoma. Masson, New York, S 301–312

Giacomel J, Zalaudek I, Marghoob AA (2015) Metaphoric and descriptive terminology in dermoscopy: lessons from the cognitive sciences. Dermatol Pract Concept 30 5(2):69–74

Henning JS, Dusza SW, Wang SQ, Marghoob AA, Rabinovitz HS, Polsky D, Kopf AW (2007) The CASH (color, architecture, symmetry, and homogeneity) algorithm for dermoscopy. J Am Acad Dermatol 56(1):45–52

Hoegl L, Stolz W, Braun-Falco O (1993) Historische Entwicklung der Auflichtmikroskopie. Hautarzt 44:182–185

Hübner J (1911) Die stereoskopische Photographie der Hautoberfläche. Dermatol Zschr 18:24–26

Jesús-Silva MA, Fernández-Martínez R, Roldán-Marín R, Arenas R (2015) Dermoscopic patterns in patients with a clinical diagnosis of onychomycosis – results of a prospective study including data of potassium hydroxide (KOH) and culture examination. Dermatol Pract Concept 30 5(2):39–44

Kittler H (2009) Dermatoskopie. Facultas Verlags- und Buchhandels AG, Wien

Kreusch J (2002) Vascular patterns in skin tumors. Clinics in Dermatol 20:248–254

Kreusch J, Koch F (1996) Auflichtmikroskopische Charakterisierung von Gefäßmustern in Hauttumoren. Hautarzt 47:264–272

Kreusch J, Rassner G (1991) Auflichtmikroskopie pigmentierter Hauttumoren. Ein Bildatlas. Thieme, Stuttgart

Lallas A, Zalaudek I, Argenziano G, Longo C, Moscarella E, Di Lernia V, Jalbout AS, Apalla Z (2013) Dermoscopy in general dermatology. Dermatol Clin 31(4):679–694

Lencastre, Lamas AA, Sá D, Tosti A (2013) Onychoscopy. Clinics in Dermatology 31:587–593

Menzies SW, Kreusch J, Byth K, Pizzichetta MA, Marghoob AA, Braun R, Josep Malvehy J, Puig S, Argenziano G, Zalaudek I, Rabinovitz HS, Oliviero M, Cabo H, Ahlgrimm-Siess V, Avramidis M, Guitera P, Soyer HP, Ghiglotti G, Tanaka M, Ana Perusquia A, Pagnanelli G, Bono R, Thomas L, Pellacani G, Langford D, Piccolo D, Terstappen K, Stanganelli I, Llambrich A, Johr R (2008) Dermoscopy of amelanotic, hypomelanotic and light colored melanoma. Arch Dermatol 144:1120–1127

Monheit G, Cognetta AB, Ferris L, Rabinovitz H, Gross K, Martini M, Grichnik JM, Mihm M, Prieto VG, Googe P, King R, Toledano A, Kabelev N, Wojton M, Gutkowicz-Krusin D (2011) The performance of MelaFind. Arch Dermatol 147:188–194

Nachbar F, Stolz W, Merkle T, Cognetta AB, Vogt T, Landthaler M, Bilek P, Braun-Falco O, Plewig G (1994) The ABCD rule of dermatoscopy. High prospective value in the diagnosis of doubtful melanocytic skin lesions. J Am Acad Dermatol 30(4):551–559

Panchaprateep R, Tanus A, Tosti A (2015) Clinical, dermoscopic, and histopathologic features of body hair disorders. J Am Acad Dermatol 72(5):890–900

Pehamberger H, Steiner A, Wolff K (1987) In vivo epiluminescence microscopy of pigmented skin lesions. I. Pattern analysis of pigmented skin lesions. J Am Acad Dermatol 17:571–583

Rosendahl C, Cameron A, Tschandl P, Bulinska A, Zalaudek I, Kittler H (2013) Prediction without Pigment: a decision algorithm for non-pigmented skin malignancy. Dermatol Pract Concept 4(1):59–68

Saphier J (1920) Die Dermatoskopie. I. Mitteilung. Arch Derm Syph 128:1–19

Soyer HP, Argenziano G, Zalaudek I, Corona R, Sera F, Talamini R, Barbato F, Baroni A, Cicale L, Di Stefani A, Farro P, Rossiello L, Ruocco E, Chimenti S (2004) Three-point checklist of dermoscopy. A new screening method for early detection of melanoma. Dermatology 208(1):27–31

Stolz W, Braun-Falco O, Bilek P (2004) Farbatlas der Dermatoskopie, 3. Aufl. Thieme, Stuttgart

Walter B, Heukelbach J, Fengler G, Worth C, Hengge U, Feld-
    meier H (2011) Comparison of dermoscopy, skin scraping,
    and the adhesive tape test for the diagnosis of scabies in
    a resource-poor setting. Arch Dermatol 147(4):468–473

Zaballos P, Carulla M, Ozdemir F, Zalaudek I, Bañuls J, Llambrich
    A, Puig S, Argenziano G, Malvehy J (2010) Dermoscopy of
    pyogenic granuloma: a morphological study. Br J Dermatol
    163(6):1229–1237

Zalaudek I et al (2010) How to diagnose nonpigmented skin
    tumors: A review of vascular structures seen with dermo-
    scopy. Part I. Melanocytic skin tumors. J Am Acad Dermatol
    63:361–374

Zalaudek I et al (2010) How to diagnose nonpigmented skin
    tumors: a review of vascular structures seen with dermo-
    scopy. Part II. Nonmelanocytic skin tumors. J Am Acad
    Dermatol 63:377–386

Zalaudek I, Giacomel J, Argenziano G, Hofmann-Wellenhof R,
    Micantonio T, Di Stefani A, Oliviero M, Rabinovitz H, Soyer
    HP, Peris K (2006) Dermoscopy of facial nonpigmented ac-
    tinic keratosis. Br J Dermatol 155(5):951–956

Zalaudek I, Schmid K, Marghoob AA, Scope A, Manzo M, Mos-
    carella E, Malvehy J, Puig S, Pellacani G, Thomas L, Catricalà
    C, Argenziano G (2011) Frequency of dermoscopic nevus
    subtypes by age and body site: a cross-sectional study.
    Arch Dermatol 147(6):663–670

Sonographie

M. Schmid-Wendtner, T. Hinz

J. Welzel, E.C. Sattler (Hrsg.), *Nichtinvasive physikalische Diagnostik in der Dermatologie*,
DOI 10.1007/978-3-662-46389-5_2, © Springer-Verlag Berlin Heidelberg 2016

2.1   Technik

2.1.1   Physikalisch-technische Grundlagen der Ultraschalldiagnostik

Das Prinzip des diagnostischen Ultraschalls beruht auf der Aussendung und dem Empfang von longitudinalen Wechseldruckwellen (sog. Impuls-Echo-Verfahren) mit Frequenzen oberhalb des menschlichen Hörbereichs, also > 20 kHz. Durch Anlegen einer elektrischen Spannung an piezoelektrische Transducer kommt es zu einer Dickenänderung von Transducermaterialien (häufig polykristalline Keramiken). Dabei werden durch elektrische Wechselpulse Dickenschwingungen erzeugt, die sich bei entsprechender Ankopplung im nachgeschalteten Medium als Schalldruckwelle fortpflanzen. Aus dem Medium reflektierte Ultraschallimpulse können in proportionale Spannungen umgewandelt und somit messbar gemacht werden. Für die Ausbreitungsgeschwindigkeit entscheidend ist die Frequenz f, die Schallgeschwindigkeit c sowie die Wellenlänge λ, dabei ist die Frequenz geräteabhängig und die Schallgeschwindigkeit gewebeabhängig.

> **Wellenlänge λ = Schallgeschwindigkeit c / Frequenz f**

Für den Bildaufbau sind die Wechselwirkungen von Ultraschallwellen mit dem untersuchten Gewebe wichtig. An Grenzflächen mit unterschiedlichem Schallwellenwiderstand, der sog. akustischen Impedanz Z, kommt es zu einer Reflexion von Ultraschallwellen. Bei großen Impedanzunterschieden, z. B. zwischen Weichteilgewebe und Knochen, kommt es zu einer fast vollständigen Reflexion von Schallwellen, sodass eine Untersuchung darunterliegender Strukturen nicht mehr möglich ist. Aufgrund der großen Impedanzunterschiede zwischen Luft und Haut müssen spezielle Kontaktstoffe zur „Ankopplung" eingesetzt werden. Bei der hochauflösenden Sonographie wird hierzu destilliertes Wasser verwendet, für Weichteil- und Lymphknotensonographie Ultraschallgel. Weitere Schallphänomene sind die Absorption und die Streuung, die analog zu den Gesetzen der Optik zu Abschwächung bzw. Richtungsänderungen von Schallwellen führen. Zur Untersuchung von interessierenden Strukturen ist es wichtig, ein ausreichendes Auflösungsvermögen zu haben. Als Auflösungsvermögen definiert ist die kleinste Entfernung zwischen zwei Punktquellen, die gerade noch getrennt abgebildet werden können. Es wird zwischen dem lateralen und axialen Auflösungsvermögen unterschieden. ◻ Tab. 2.1 gibt einen Überblick über die Zusammenhänge von Ultraschallfrequenzen, Eindringtiefen und axialem Auflösungsvermögen.

Die zum Transducer gelangenden Ultraschallechos werden verstärkt, abgetastet, digitalisiert und für den Bildaufbau weiterverarbeitet. Bei vielen modernen Ultraschallgeräten erfolgt die Verstärkung laufzeitabhängig als sog. time gain compensation (TGC). Die Amplitudenhöhe der Ultraschallsignale wird im A (Amplituden)-Bild tiefenabhängig dargestellt. Im sog. B (Brightness)-Bild werden die Amplituden durch Helligkeitspunkte (Graustufen) ersetzt, alternativ durch Farben bei Einstellung einer Falschfarbenkodierung. Dabei entsteht das uns bekannte zweidimensionale B-Bild durch Aneinanderreihung multipler eindimensionaler B-Bilder. Durch Erzeugung von 16 Bildern/Sekunde erscheint ein Monitorbild wie ein Film (sog. Echtzeit- oder Realtime-Verfahren). Die hochfrequente Hautsonographie (20–100 MHz) arbeitet derzeit mit sog. Ein-Element-Transducern, welche mittels Gleichstrommotor über die Haut bzw. über eine Wasservorlaufstrecke angesteuert werden. Für mittelfrequente Sonographiegeräte (7,5–18 MHz) werden meist sog. Linear-Array-Schallköpfe verwendet. Hier liegen viele einzelne Transducerelemente in Reihe und die Ansteuerung erfolgt elektronisch.

Zuletzt soll noch auf das Doppler-Verfahren zur Beurteilung von Gefäßen eingegangen werden. Beim Doppler-Effekt kommt es zu einer flussgeschwindigkeitsabhängigen Frequenzverschiebung, d. h., bewegen sich Erythrozyten auf den Transducer zu, erhöht sich die Frequenz, bewegen sie sich vom Transducer weg, so erniedrigt sich die Frequenz. Da Erythrozyten unterschiedliche Geschwindigkeiten aufweisen, entsteht ein Doppler-Spektrum aus unterschiedlichen Frequenzen. Für die nichtangiologische Dermatologie spielt insbesondere der Farbdoppler oder Powermodus eine Rolle. Flüsse in Richtung des Transducers

▣ **Tab. 2.1** Zusammenhang zwischen Ultraschall-frequenz, Eindringtiefe und axialer Auflösung		
Frequenz (MHz)	Eindringtiefe (mm)	Axiale Auflösung (μm)
7,5	70	210
10	35	158
20	8	79
50	1,5	31

▣ **Tab. 2.2** Lokalisation des Primärtumors und korrespondierende Untersuchungsgebiete	
Lokalisation eines Primärtumors	Zu sonographierende Region
Kopf	Halsweichteile bds., supra-clavikulär bds., präaurikulär/retroaurikulär/Wange je nach Lokalisation des Primärtumors, ggf. nuchal
Stamm	Axillen bds., infraclavikulär bds., Leisten bds.
Obere Extremität	Jeweilige Axilla, infra- und supraclavikulär, ggf. cubital
Untere Extremität	Jeweilige Leiste, Oberschenkel-region, ggf. popliteal

werden rot, Flüsse vom Transducer weg werden blau dargestellt. Beim Power-Doppler werden die Dopplersignalintensitäten unabhängig vom Winkel dargestellt.

2.1.2 Untersuchungstechnik

Untersuchungstechnik und -ablauf der Lymphknotensonographie

Da die Mittelfrequenzsonographie (7,5–18 MHz) überwiegend zur Beurteilung von subkutanen Tumoren bzw. zur Einordnung der peripheren Lymphknoten bei bekannter Diagnose eines Hautmalignoms eingesetzt wird, ist die Schaffung einer adäquaten Untersuchungsatmosphäre wichtig. Für die Untersuchung der Lymphknoten wird Ultraschallkontaktgel eingesetzt, welches idealerweise leicht angewärmt ist.

Bevor die eigentliche Untersuchung beginnt, sollten am Gerät die geforderten Patientendaten eingegeben werden. Diese umfassen Name, Geburtsdatum, ggf. Patientenidentifikationsnummer, Untersuchungsdatum, Untersucher, Untersuchungsfrequenz bzw. Anwahl des entsprechenden Schallkopfs. Zur Mittelfrequenzsonographie (7,5–18 MHz) ist am Gerät ein entsprechendes „Preset" anzuwählen, welches für die Untersuchung der Lymphknoten bzw. der Intransit-Strecken/Narbenregionen zuvor hinterlegt worden ist. Gerätespezifisch werden in den „Presets" Parameter wie Kontrastierung, Helligkeit, Verstärkung, Fokusbereich etc. einmalig festgelegt, sodass die Untersuchung ohne Zeitverzögerung begonnen werden kann.

Für die Untersuchung der Lymphknoten im Abstromgebiet eines Hauttumors sind profunde Kenntnisse über die anatomischen Gegebenheiten im Untersuchungsgebiet eine Voraussetzung. Dies gilt nicht nur im Hinblick auf die den Lymphknoten benachbarten Strukturen wie z. B. große Gefäße, Muskeln, Drüsen etc., sondern insbesondere hinsichtlich des zu erwartenden Lymphabstroms, denn nur so können alle relevanten Regionen ausreichend untersucht werden (Blum et al. 2006). ▣ Tab. 2.2 gibt einen Überblick über die zu untersuchenden Regionen in Abhängigkeit von den Lokalisationen eines Primärtumors.

Der Schallkopf wird mäanderförmig, etwas überlappend über das zu untersuchende Gebiet (Narbenregion, Intransit-Strecke, korrespondierende Lymphknotenregionen) geführt. Hierbei gibt es keine feste Reihenfolge für die Untersuchung der verschiedenen anatomischen Teilgebiete. Wichtig ist aber, dass am Ende der Untersuchung alle für den entsprechenden Hauttumor relevanten Lymphabflussareale untersucht wurden. Die Untersuchung erfolgt immer in zwei Ebenen (Quer- und Längsachse), und alle erhobenen Befunde müssen entsprechend dargestellt und vermessen werden. Unabhängig von der Bilddokumentation muss eine Beschreibung der erhobenen Befunde hinsichtlich Lage, Größe, Anzahl und Vaskularisierungsverhalten erfolgen, auf dessen Grundlage dann eine differenzialdiagnostische Einordnung getroffen wird (Schmid-Wendtner und Dill-Müller 2008). Eine weiterführende Technik ist die sonographisch orientierte Feinnadelaspirationsbiopsie, welche die Punktion interessierender Strukturen ermöglicht.

Das Aspirat wird gefärbt, zytologisch untersucht und erlaubt somit eine zeitnahe Einordnung der Befunde. Diese Untersuchungsmethode zeigt eindrucksvolle Ergebnisse bzgl. der diagnostischen Sicherheit bei der Einordnung von Lymphknotenstrukturen, die mittels „Basis-Sonographie" nicht eindeutig beurteilbar waren, erfordert jedoch ein spezielles Aspirationsbesteck, entsprechende Kenntnisse des Untersuchers sowie eine separate Patientenaufklärung (Voit et al. 2011).

Untersuchungstechnik und -ablauf der Hautsonographie

Im Prinzip gleicht der Ablauf der Hochfrequenzsonographie dem der Lymphknotensonographie und wird idealerweise am liegenden Patienten durchgeführt. Ganz überwiegend wird mit nichtelektronisch fokussierten Ultraschallgeräten gearbeitet, die mit einer Wasservorlaufstrecke arbeiten. Ebenso wie bei der Lymphknotensonographie ist die Einstellung eines „Presets" mit ausreichender Tiefenverstärkung hilfreich. Dabei ist darauf zu achten, dass der interessierende Nahbereich gerade zu erkennen ist und das sog. Eingangsecho (welches nicht der Epidermis entspricht) die darunterliegenden Strukturen nicht überstrahlt. Ähnlich einem histologischen Schnittbild werden die Sonogramme von der Oberfläche zur Tiefe hin beschrieben und beurteilt. Dabei erfolgt die Beschreibung der Strukturen entsprechend ihrer Echogenität. Definitionsgemäß werden Strukturen, die weniger Echos als das koriale Bindegewebe aufweisen, als echoarm bezeichnet, Strukturen mit mehr Echos als echoreich. Anders als bei der Lymphknotensonographie gibt es ein sichtbares Eingangsecho, welches auch als Teil des Befundes aufgenommen und beschrieben werden muss. Hierbei sind Informationen bzgl. Breite, Homogenität oder Unterbrechung wichtig für die Einordnung darunterliegender Strukturen. Zur Beurteilung pathologischer Strukturen ist es wichtig zu wissen, wie sich normale Haut darstellt. Das Korium ist echoreich und hat zahlreiche kräftige Binnenechos (entsprechend netzförmiger kollagener Faserbündel), die Grenze zur Subkutis ist überwiegend echoarm. In der Subkutis sind echoreiche Bündel, welche Bindegewebssepten entsprechen, schräg verlaufend sichtbar. An anatomischen Regionen mit dünnem Subkutangewebe kann noch die Muskelfaszie als echoreiche Struktur darstellbar

sein. Physiologisch sieht man auch echoarme runde oder ovaläre Strukturen, die Anschnitten von Gefäßen entsprechen und typischerweise durch Druck mit dem Schallkopf komprimierbar sind. Je nach untersuchter Region sind auch Haarfollikel darstellbar, die als schräg verlaufende echoarme Strukturen durch die Dermis ziehen.

Hauttumoren werden, wie bei der Beurteilung von subkutanen Tumoren oder Lymphknoten in der Mittelfrequenzsonographie, hinsichtlich Begrenzung, Größe, Form und Echogenität beschrieben. Zusätzlich spielen bei der Hochfrequenzsonographie auch Artefakte, wie z. B. Zystenrandschatten oder eine dorsale Schallverstärkung unterhalb einer flüssigkeitsgefüllten Struktur oder Wiederholungsechos, eine große Rolle. Für die Beurteilung von entzündlichen Prozessen in der Haut oder auch zum Therapiemonitoring hat es sich bewährt, Befunde von der gesunden Umgebung bzw. von der kontralateralen Seite zum direkten Vergleich mit zu untersuchen.

2.2   Indikationen

2.2.1   Indikationen zur Mittelfrequenzsonographie (7,5–18 MHz)

Ganz zentrale Gebiete für den Einsatz der Sonographie im Bereich 7,5–18 MHz sind die Untersuchung der hautnahen Lymphknoten im Rahmen der Ausbreitungsdiagnostik bei Diagnosestellung eines potenziell metastasierenden Hauttumors und das Follow-up im Rahmen der Nachsorge, insbesondere bei Patienten mit malignen Melanomen (Blum et al. 2000). Neben der Primärversorgung (Planung des operativen Procedere) ist die Sonographie auch hilfreich bei der Stadienbestimmung, Prognoseabschätzung und Therapieentscheidung. Die Arbeitsgemeinschaft Dermatologische Onkologie (ADO) in der Deutschen Dermatologischen Gesellschaft und die Deutsche Krebsgesellschaft empfehlen die Lymphknotensonographie sogar als einzige apparative Untersuchung bei Melanomen ab AJCC-Stadium IB in der aktuellen S3-Leitlinie. ◘ Tab. 2.3 zeigt die aktuellen Empfehlungen zur Durchführung der Sonographie in Abhängigkeit vom Melanomtumorstadium.

▣ **Tab. 2.3** Sonographische Nachsorgeintervalle in Abhängigkeit vom Melanomtumorstadium nach AJCC			
Melanom-Tumorstadium AJCC	Nach-sorgejahr 1–3	Nach-sorgejahr 4–5	Nach-sorgejahr 6–10
Stadium IB–IIB	6-mtl.	–	–
Stadium IIC–IV	3-mtl.	6-mtl.	–

Für das klinische Stadium III der Melanomerkrankung konnte gezeigt werden, dass die frühzeitige Diagnostik und Therapie von Lymphknotenmetastasen zu einer deutlichen Prognoseverbesserung führt. Für einen geübten Untersucher ermöglicht bereits der Einsatz der „Grundlagentechniken" (B-Mode-Sonographie, farbkodierte Duplexsonographie) häufig eine gute Diskriminierung zwischen reaktiven und neoplastisch veränderten Lymphknoten. Mittels isolierter B-Mode-Untersuchung ist eine Beschreibung und Beurteilung morphologischer Lymphknotenkriterien wie Größe, Längen-Breiten-Index (Solbiati-Index), Form, Lage, Randbegrenzung und Binnenechoverhalten möglich. Maligne transformierte Lymphknoten sind sonographisch rundlich (Solbiati-Index < 2) und echoarm (▣ Abb. 2.1, 2.2). In der Frühphase einer Tumorinfiltration ist häufig bereits eine asymmetrische „Buckelung" im echoarmen Randsaum bei noch erhaltenem echoreichem Zentrum sichtbar (▣ Abb. 2.3, 2.4) (Voit et al. 2010). Postinflammatorische Lymphknoten kommen als längsovale, zentral echoreiche Strukturen mit schmalem Randsaum und einem Solbiati-Index > 2 zur Darstellung (▣ Abb. 2.5, 2.6). Je aktueller ein Entzündungsgeschehen ist, desto breiter wird der echoarme Randsaum des Lymphknotens und desto kugeliger die Gesamtstruktur. Bei hochakut entzündlichen Erkrankungen können betroffene Lymphknoten sogar als kugelige echoarme Strukturen zur Darstellung kommen, die sich dann erst im zeitlichen Verlauf wieder zu „ruhenden" postinflammatorischen Lymphknoten verwandeln. Hier ist eine sichere Differenzierung von malignen Lymphknoten dann kaum möglich. Bei Verdacht auf entzündliche aktivierte Lymphknoten sollte zum Ausschluss einer Tumormanifestation daher eine Verlaufssonographie in 3–4 Wochen erfolgen.

Mittels Powermodus als spezielle farbkodierte Duplexsonographie (FKDS) lässt sich auch bei

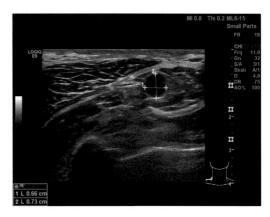

▣ **Abb. 2.1** Lymphknotenmetastase eines Melanoms: Echoarme Rundstruktur, Querschnitt (11-MHz-Sonographie)

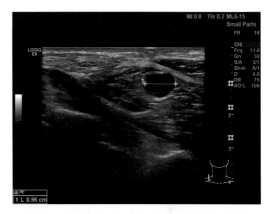

▣ **Abb. 2.2** Lymphknotenmetastase eines Melanoms: Echoarme Rundstruktur, Längsschnitt (11-MHz-Sonographie)

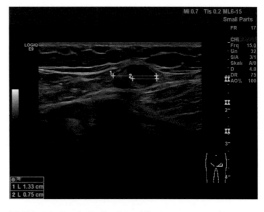

▣ **Abb. 2.3** Randständige Lymphknotenmetastase: Asymmetrisch echoarme randständige Struktur in einer ovalären, zentral echoreichen Struktur mit ansonsten schmalem echoarmem Randsaum, Querschnitt (11-MHz-Sonographie)

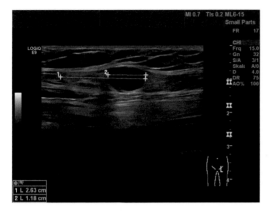

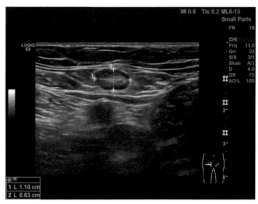

■ Abb. 2.4 Randständige Lymphknotenmetastase: Asymmetrisch echoarme randständige Struktur in einer ovalären, zentral echoreichen Struktur mit ansonsten schmalem echoarmem Randsaum, Längsschnitt (11-MHz-Sonographie)

■ Abb. 2.5 Postinflammatorischer Lymphknoten: Ovaläre, zentral echoreiche, peripher echoarme Struktur, Querschnitt (11-MHz-Sonographie)

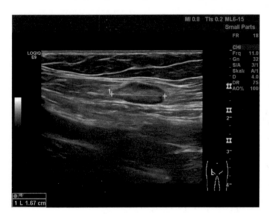

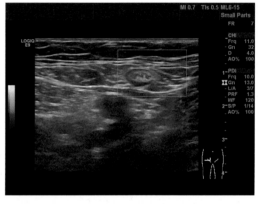

■ Abb. 2.6 Postinflammatorischer Lymphknoten: Ovaläre, zentral echoreiche, peripher echoarme Struktur, Längsschnitt (11-MHz-Sonographie)

■ Abb. 2.7 Postinflammatorischer Lymphknoten: Zentrale Hilusgefäße (Powermodus)

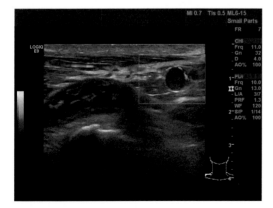

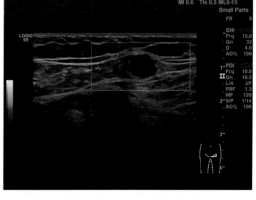

■ Abb. 2.8 Lymphknotenmetastase: Randständige Vaskularisierung (Powermodus)

■ Abb. 2.9 Randständige Lymphknotenmetastase: Verdrängung des zentralen Hilusgefäßes und verstärkte Vaskularisierung im echoarmen asymmetrischen Anteil (Powermodus)

◘ **Tab. 2.4** Sonographische Differenzierung bei echoarmen und echoreichen Weichteilraumforderungen

Diagnose	Sonomorphologie	Zusatzinformation/-untersuchung
Weichteilmetastase	Scharf begrenzt, kugelig, echoarm (◘ Abb. 2.10, 2.11)	Nicht komprimierbar, Powermodus zeigt Gefäßmuster (◘ Abb. 2.12)
Gefäß	Scharf begrenzt, echoleer	Längsverlaufend in 2. Ebene, pulsierend, komprimierbar
Zyste	Scharf begrenzt, rund, echoarm oder echoleer (◘ Abb. 2.13, 2.14)	Zystenrandschatten, dorsale Schallverstärkung
Serom/Hämatom	Bizarr begrenzt, echoarm	Im Bereich von OP-Narben, im Verlauf Resorption/Zunahme der Echogenität
Kalzifikation	Sehr echoreich, dorsale Schallauslöschung	Sehr hart bei Sonopalpation
Lipom	„Wolkige" Strukturen, teils gekapselt, im Vergleich zum umgebenden Fettgewebe meist echoreicher (◘ Abb. 2.15, 2.16)	Weich in der Sonopalpation
Fremdkörper	Echogenität je nach eingebrachter Substanz	Häufig bizarre Formen und Grenzflächen

kleinen Lymphknoten vielfach die Verteilung der Lymphknotengefäße beurteilen, teilweise sind sogar bestimmte Vaskularisationsmuster erkennbar (Moehrle et al. 1999). Postinflammatorische Lymphknoten zeigen häufig nur spärliche Hilusgefäße (◘ Abb. 2.7), akut entzündliche Lymphknoten einen deutlichen zentralen Vaskularisierungstyp mit baumartiger Aufzweigung der Gefäße zur Peripherie (sog. „Branching"). Dieses Muster wird auch bei Lymphomen beobachtet und muss somit immer im Kontext mit der Anamnese und den Befunden an weiteren Lymphknotenstationen eingeordnet werden. Metastasen können unterschiedliche Vaskularisierungen aufweisen, je nach Größe des Befalls Vaskularisierung im Randbereich (◘ Abb. 2.8), Verdrängung des zentralen Hilusgefäßes und asymmetrische Vaskularisierung im Randbereich (◘ Abb. 2.9), ungeordnete Gefäßanordnung oder avaskuläre Areale, z. B. bei Vorliegen von Nekrosen.

Neben dem malignen Melanom sind spinozelluläre Karzinome mit erhöhtem Metastasierungsrisiko (Tumordicke > 6 mm/Hochrisiko-Lokalisationen), Merkelzellkarzinome und große Basalzellkarzinome sowie Lymphomerkrankungen klassische Indikationen für eine sonographische Untersuchung der peripheren Lymphknoten. Eine weitere Zielgruppe für die Lymphknotensonographie sind immunsupprimierte Patienten, selbst bei Diagnose von Niedrig-Risiko-Hauttumoren.

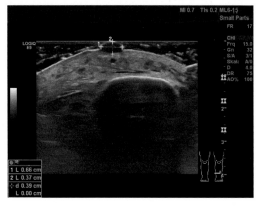

◘ **Abb. 2.10** Weichteilmetastase eines Melanoms: Subkutan gelegene, kuppelförmige, scharf begrenzte echoarme Struktur, Querschnitt (11-MHz-Sonographie)

Ein weiteres Indikationsgebiet für den Einsatz der mittelfrequenten Sonographie ist die Einordnung unklarer Palpationsbefunde für subkutan lokalisierte Raumforderungen. Hier zeigt die B-Mode-Sonographie direkt, ob es sich um eine echoarme oder echoreiche Raumforderung handelt. Häufig kann mit dieser Information bzw. der dazugehörigen Anamnese schon eine Diagnose gestellt werden. In manchen Situationen sind weiterführende sonographische Zusatzuntersuchungen zielführend. ◘ Tab. 2.4 gibt eine Übersicht über die wichtigsten Differenzialdiagnosen echoarmer und echoreicher Raumforderungen.

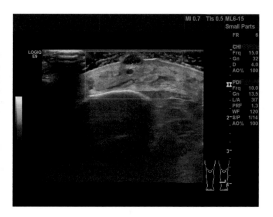

Abb. 2.11 Weichteilmetastase eines Melanoms: Subkutan gelegene, kuppelförmige, scharf begrenzte echoarme Struktur, Längsschnitt (11-MHz-Sonographie)

Abb. 2.12 Weichteilmetastase eines Melanoms: Verstärkte Vaskularisierung an der Basis des echoarmen Tumors (Powermodus)

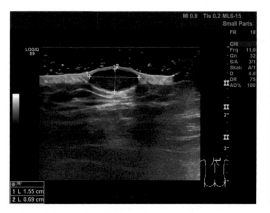

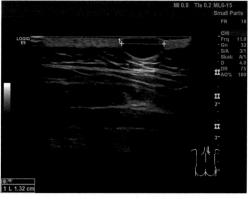

Abb. 2.13 Epidermale Zyste: Scharf begrenzte, echoarme Struktur mit echoreichen Anteilen und dorsaler Schallverstärkung, Querschnitt (11-MHz-Sonographie)

Abb. 2.14 Epidermale Zyste: Scharf begrenzte, echoarme Struktur mit echoreichen Anteilen und dorsaler Schallverstärkung, Längsschnitt (11-MHz-Sonographie)

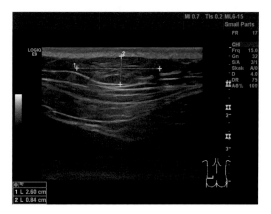

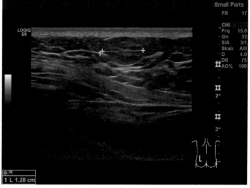

Abb. 2.15 Lipom: Im Vergleich zum umgebenden Fettgewebe etwas echoreichere, relativ scharf begrenzte Struktur, Querschnitt (11-MHz-Sonographie)

Abb. 2.16 Lipom: Im Vergleich zum umgebenden Fettgewebe etwas echoreichere, relativ scharf begrenzte Struktur, Längsschnitt (11-MHz-Sonographie)

2.2.2 Indikationen zur Hochfrequenzsonographie (20–50 MHz)

Die Hochfrequenzsonographie hat einen großen Stellenwert in der Beurteilung der Ausdehnung von Hauttumoren, insbesondere hinsichtlich der vertikalen Tumordickenvermessung (Hoffmann et al. 1999). Hauttumoren generell stellen sich sonographisch als spindelige, überwiegend echoarme und gut abgrenzbare Strukturen dar (◘ Abb. 2.17, 2.18 und 2.19).

> Eine Differenzierung zwischen malignen und benignen melanozytären Tumoren ist mittels Hochfrequenzsonographie nicht möglich.

Wird also aufgrund klinischer und dermatoskopischer Kriterien die Diagnose eines Melanoms gestellt, kann sonographisch die vertikale Tumorausdehnung bestimmt werden. Ist ein entzündliches Infiltrat unterhalb des Tumors vorhanden, so kann dieses sonographisch nicht differenziert und somit die Tumordicke leicht überschätzt werden. Entsprechende Untersuchungen zeigten aber, dass

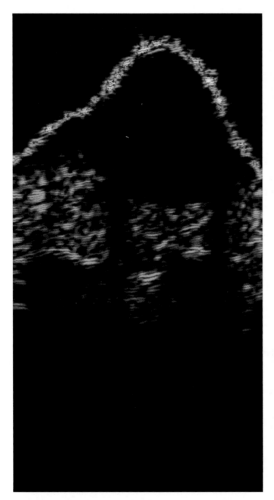

◘ **Abb. 2.17** Melanom: Echoreiches Eingangsecho, im darunterliegenden Korium eine scharf begrenzte, insbesondere nach dorsal gut abgrenzbare, echoarme Struktur (20-MHz-Sonographie, 12 mm × 8 mm)

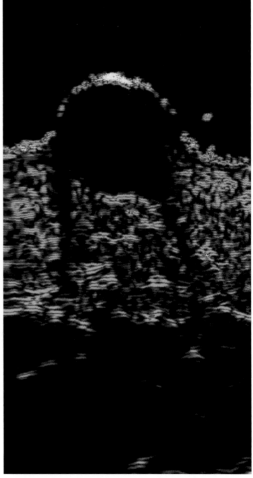

◘ **Abb. 2.18** Nävuszellnävus: Echoreiches Eingangsecho, im darunterliegenden Korium eine scharf begrenzte, insgesamt gut abgrenzbare, echoarme Struktur (20-MHz-Sonographie, 12 mm × 8 mm)

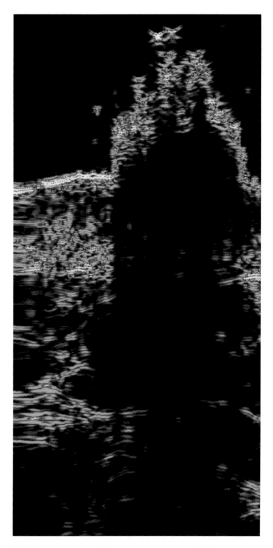

Abb. 2.19 Spinozelluläres Karzinom: Deutlich verbreitertes Eingangsecho, darunter eine echoarme Struktur ohne Abgrenzung zur Tiefe aufgrund von Schallauslöschung durch Hyperkeratose (20-MHz-Sonographie, 12 mm × 8 mm)

die sonographisch gemessene Tumordicke insbesondere im mittleren und hohen Tumordickenbereich sehr gut mit der histologisch ermittelten Tumordicke übereinstimmt. Dies ist insbesondere im Hinblick auf die 1-mm-Grenze für die präoperative Festlegung des Sicherheitsabstands bzw. zur Planung einer Sentinel-Lymphknoten-Biopsie wichtig.

Ein weiterer Bereich der Hochfrequenzsonographie ist die Beurteilung von Bindegewebserkrankungen. An erster Stelle ist hier die Sklerodermie

zu nennen, die im entzündlichen Stadium ein verbreitertes und echovermindertes Korium aufweist (■ Abb. 2.20), im sklerotischen Stadium zeigt sich das Korium dann echoreich und häufig verschmälert (■ Abb. 2.21). Die Sonographie ist hier ein exzellentes Instrument zur Verlaufskontrolle sowie zum Therapiemonitoring. Weitere Indikationen sind die Graft-versus-Host-Erkrankung (GvHD) (Gottlöber et al. 2003), die eosinophile Fasziitis, hypertrophe Narben und Keloide sowie die Beurteilung von Wundgrund und Wundrändern bei Ulzerationen. Aufgrund der Möglichkeit, Hautdicke und Hautdichte zu bestimmen, kann zudem eine objektive Dokumentation der Wirkung von Arzneimitteln und Kosmetika erfolgen.

2.3   Ausblick

2.3.1   Sonographie mit Ultraschallsignalverstärkern (Kontrastmittelsonographie)

Ultraschallkontrastmittel wurde ursprünglich zur Diagnostik größerer Gefäße, z. B. bei kardiologischen oder neurologischen Fragestellungen entwickelt. In den vergangenen Jahren rückten jedoch zunehmend onkologische Indikationen in den Vordergrund. Während, wie oben beschrieben, größere Gefäße in Lymphknoten ab einem Durchmesser von etwa 1 mm häufig mittels Powermodus darstellbar sind, ist dies bei sehr kleinen Lymphknotengefäßen (Durchmesser < 0,3 mm) in der Regel nicht mehr möglich. Hier kann der Einsatz von Ultraschallkontrastmitteln – auch Ultraschallsignalverstärker genannt – in bestimmten klinischen Situationen nützlich sein. Zur Beurteilung der Mikrogefäßsituation peripherer Lymphknoten bei Patienten mit malignen Melanomen wurde vor 10 Jahren erstmals ein Ultraschallsignalverstärker der ersten Generation, basierend auf D-Galaktose und wasserhaltigen Mikropartikeln (Levovist®), eingesetzt. Hiermit war es möglich, Vaskularisationsmuster entsprechend der von Vassallo und Solbiati definierten Kriterien verbessert zu detektieren und somit insbesondere für kleine Lymphknoten eine exaktere diagnostische Einordnung vorzunehmen (Schmid-Wendtner et al. 2004). Die Entwicklung neuer druckstabiler Ultraschallkontrastmittel der zweiten Generation, z. B. auf

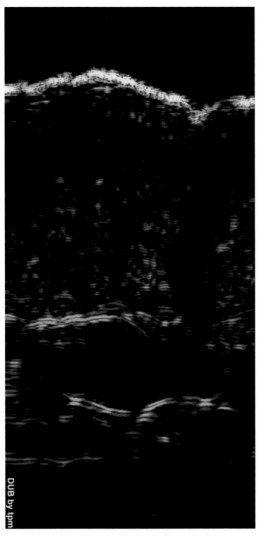

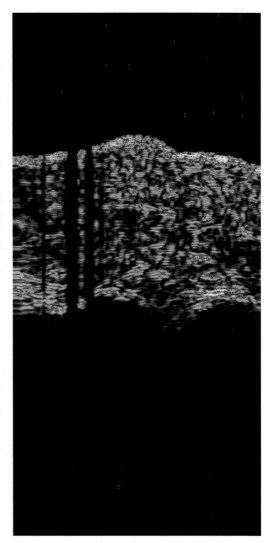

■ **Abb. 2.20** Sklerodermie, entzündliches Stadium: Homogenes Eingangsecho, darunterliegendes Korium verbreitert, echogemindert und homogen (20-MHz-Sonographie, 12 mm × 8 mm)

■ **Abb. 2.21** Sklerodermie, sklerotisches Stadium: Homogenes Eingangsecho, darunterliegendes Korium verbreitert, homogen und sehr echoreich (20-MHz-Sonographie, 12 mm × 8 mm)

Schwefelhexafluoridbasis, sowie die ständige Weiterentwicklung der Ultraschallgerätetechnologie führte in den letzten Jahren zu einem raschen Fortschritt in der Organdiagnostik, der auch für die Lymphknotendiagnostik nutzbar ist. Das Prinzip beruht auf der sog. kontrastspezifischen Bildgebung, bei der durch Einsatz geringster Schallenergien kontrastmittelspezifische Frequenzen von den Mikrobläschen des Ultraschallkontrastmittels ausgesendet werden. Hierdurch wird eine selektive Darstellung kleinster Perfusionssignale des Kapillargebietes bei gleichzeitiger Unterdrückung des Gewebesignals ermöglicht. Für diese Art von kontrastmittelgestützter sonographischer Diagnostik sind sog. High-end-Ultraschallgeräte notwendig, die über die Grundtechnik des „Contrast-Harmonic-Imaging" verfügen und eine besondere Software zur standardisierten Auswertung von Ultraschallkontrastmittel-Anflutungskurven bereitstellen. Eigene Untersuchungen zeigen, dass es in metastatischen Lymphknotenregionen zu einer schnelleren Anflutung von Zweitgenera-

◻ Abb. 2.22a,b Lymphknotenmetastase eines Melanoms: **a** korrespondierendes B-Bild, **b** Homogen dunkelblaue Darstellung (Sonoelastographie)

tionskontrastmitteln kommt, die gefolgt ist von einer Kontrastmittelaussparung in der Spätphase (>40 s). Neben der Möglichkeit der Differenzierung zwischen malignem und benignem Lymphknotengewebe wird der Einsatz von Kontrastmitteln auch für Beurteilung von Nekrosezonen in der Literatur diskutiert. Aktuell gehört die kontrastmittelgestützte Lymphknotendiagnostik nicht zum Routineuntersuchungsprogramm, allerdings ist diese Untersuchungsmethode für periphere Lymphknoten bei Vorliegen besonderer klinischer Situationen erstmals in die neue Leitlinie zur Kontrastmittelsonographie aufgenommen worden.

2.3.2 Sonoelastographie

Seit Kurzem wird eine weitere sonographische Untersuchungsoption in der Lymphknotendiagnostik erprobt: Es handelt sich um die sog. Ultraschallelastographie, die z. B. in den Bereichen Mamma- und Prostatadiagnostik bereits einen Stellenwert hat. Hierbei handelt es sich um eine bildgebende Methode, die Informationen zur relativen Gewebesteifigkeit einer interessierenden Struktur im Vergleich zur Umgebung gibt: Je härter das Gewebe, desto höher die Wahrscheinlichkeit einer malignen Transformation. Bei der Kompres-

sionselastographie mit dem Schallkopf wird die Gewebehärte einer Struktur in eine Farbskala umgerechnet und im Real-time-Verfahren dem B-Bild überlagert. Im Rahmen einer prospektiven, monozentrischen Pilotstudie konnte nun anhand eines neu erarbeiteten Lymphknotenpattern-Systems die Wertigkeit für die Beurteilung von peripheren Lymphknoten bei Melanompatienten erstmals untersucht werden. Hierbei war das Vorliegen eines Elastographie-Pattern > 3 (◻ Abb. 2.22) (entsprechend 40–60 % an harten = dunkelblauen Anteilen im Lymphknoten), entweder als Mosaikpattern (Pattern 3a) oder mit asymmetrisch harten Anteilen im Lymphknotenkortex (Pattern 3b) (◻ Abb. 2.23) ein unabhängiger, signifikanter Faktor für eine metastatische Infiltration eines Lymphknotens (Hinz et al. 2013). Aktuell wird die Wertigkeit der Echtzeit-Sonoelastographie auch für die Diagnostik papillomatöser Hauttumoren sowie zur Beurteilung zahlreicher subkutaner Strukturen (z. B. Lipome (◻ Abb. 2.24), Zysten) untersucht. Bisherige Ergebnisse zeigen hier einen vielversprechenden differenzialdiagnostischen Zusatzgewinn. Weiterführende klinische Studien an größeren Patientenkollektiven stehen für eine abschließende Bewertung der Sonoelastographie für diesen Bereich allerdings noch aus.

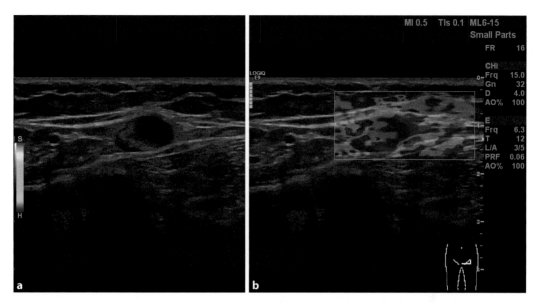

■ **Abb. 2.23a,b** Randständige Lymphknotenmetastase: **a** korrespondierendes B-Bild, **b** Überwiegen von dunkelblauen Anteilen (> 40 %) (Sonoelastographie)

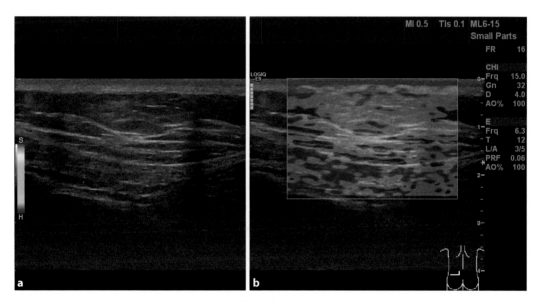

■ **Abb. 2.24a,b** Lipom: **a** korrespondierendes B-Bild, **b** Überwiegen von grünen Farbanteilen im Lipom (Sonoelastographie)

Literatur

Blum A et al (2000) Ultrasound examination of regional lymph nodes significantly improves early detection of locoregional metastases during the follow-up of patients with cutaneous melanoma: results of a prospective study of 1288 patients. Cancer 88:2534–2539

Blum A et al (2006) Ultrasound mapping of lymph node and subcutaneous metastases in patients with cutaneous melanoma: results of a prospective multicenter study. Dermatology 212:47–52

Gottlöber P et al (2003) Chronic cutaneous sclerodermoid graft-versus-host disease: evaluation by 20-MHz sonography. J Eur Acad Dermatol Venereol 17:402–407

Hinz T et al (2013) Real time tissue elastography as promising diagnostic tool for diagnosis of lymph node metastases in patients with malignant melanoma: a prospective single-center experience. Dermatology 226:81–90

Hoffmann K et al (1999) Ranking of 20 MHz sonography of malignant melanoma and pigmented lesions in routine diagnosis. Ultraschall Med 20:104–109

Moehrle M et al (1999) Lymph node metastases of cutaneous melanoma: diagnosis by B-scan and color Doppler sonography. J Am Acad Dermatol 41:703–709

Schmid-Wendtner MH, Dill-Müller D (2008) Ultrasound technology in dermatology. Semin Cutan Med Surg 27:44–51

Schmid-Wendtner MH et al (2004) Lymph node metastases in patients with cutaneous melanoma: improvements in diagnosis by signal-enhanced color Doppler sonography. Melanoma Res 50:679–682

Voit C et al (2010) Ultrasound morphology criteria predict metastatic disease of the sentinel nodes in patients with melanoma. J Clin Oncol 28:847–852

Voit C et al (2011) Fine needle aspiration cytology of palpable and nonpalpable lymph nodes to detect metastatic melanoma. J Natl Cancer Inst 103:1771–1777

Konfokale Laserscanmikroskopie

M. Ulrich

J. Welzel, E.C. Sattler (Hrsg.), *Nichtinvasive physikalische Diagnostik in der Dermatologie*,
DOI 10.1007/978-3-662-46389-5_3, © Springer-Verlag Berlin Heidelberg 2016

3.1   Technik

Die konfokale Laserscanmikroskopie (KLSM) der Haut und angrenzenden Schleimhäute hat in den letzten Jahren zunehmend Bedeutung in der dermatologischen Diagnostik gewonnen. Die Historie der KLSM reicht jedoch deutlich weiter zurück. Bereits im Jahre 1955 wurde die KLSM von Marvin Minsky an der Harvard University in Boston, USA entwickelt und 1957 patentiert (Minsky 1988). Nachdem diese bahnbrechende Entwicklung über viele Jahre kaum Beachtung fand, kam es Anfang der 1990er Jahre zur Wiederbelebung der konfokalen Laserscanmikroskopie. Ebenfalls ausgehend von der Harvard University erfolgte die technische Weiterentwicklung, und erste Publikationen zur Anwendung der KLSM an der Haut wurden veröffentlicht (Rajadhyaksha et al. 1995, 1999). Seitdem wurde die Geräteentwicklung ständig vorangetrieben, und während anfangs ein konfokales Lasermikroskop einen ganzen Raum füllte, ist heute die Untersuchung eines Patienten mit Hilfe eines praktischen Handgerätes möglich. Die Anzahl der wissenschaftlichen Publikationen liegt aktuell bei mehr als 300 und nimmt weiter stetig zu.

Dabei stellt die KLSM ein optisches Verfahren dar, welches die morphologische Evaluation der Haut mit einer hohen Auflösung ermöglicht und somit quasi zwischen der Dermatoskopie und Histologie steht, wobei es keinesfalls in Konkurrenz, sondern als ergänzendes diagnostisches Verfahren zu sehen ist. Die kommerziell erhältlichen und für die Dermatologie konzipierten Geräte (Vivascope®, Mavig GmbH, München) arbeiten mit Auflichttechnik, bei der die Haut von oben fokussiert mit einem Punktstrahllaser (830 nm Diodenlaser, max. 30 mW) beleuchtet wird. Die endogenen Chromophore der Haut wie Melanin, Keratin und Zellorganellen reflektieren das vom Diodenlaser (max. 30 mW) erzeugte Licht. Über die Verwendung einer Lochblende wird sichergestellt, dass jeweils nur Signale aus einer definierten horizontalen Ebene auf dem Detektor abgebildet und somit zur Bildgebung herangezogen werden. Dies resultiert in einer hohen Auflösung mit optischer Darstellung von Zellen in horizontalen Ebenen, aber auch in einer limitierten Eindringtiefe von ca. 250 μm. Da die verwendeten Laser Laser niedriger Energie sind (Laserklasse Ia), ist die Untersuchung mittels konfokaler Lasermikroskopie komplett nichtinvasiv und

für den Patienten absolut schmerzfrei und sicher (◻ Abb. 3.1). Da die KLSM das Gewebe lediglich optisch darstellt und nicht alteriert, ist die KLSM insbesondere auch geeignet, dynamische Vorgänge wie Blutfluss oder Zeitverläufe darzustellen. Zudem kann durch den Einsatz monochromatischen Laserlichts und geeigneter Filter auch Fluoreszenz zur Bildgebung genutzt werden, wobei der Fluoreszenzfarbstoff jedoch mittels einer Injektion intradermal eingebracht werden muss. Aktuell finden Fluoreszenzfarbstoffe insbesondere Einsatz in der ex vivo konfokalen Mikroskopie, bei der ein Farbstoff extern aufgebracht werden kann und toxische Nebenwirkungen von Fluoreszenzfarbstoffen keine Rolle spielen.

Im Folgenden wird zunächst eingehend auf die Anwendungsgebiete der in vivo konfokalen Lasermikroskopie eingegangen. Zudem werden im Anschluss die Möglichkeiten der sich aktuell entwickelnden Ex-vivo-KLSM erläutert.

3.2   In-vivo konfokale Laserscanmikroskopie

Die Anwendungsgebiete der In-vivo-KLSM sind äußerst vielfältig und reichen von der Diagnostik melanozytärer und nichtmelanozytärer Tumoren bis zum Einsatz bei der Differenzialdiagnose inflammatorischer Dermatosen.

Bei der Interpretation der Bilder der konfokalen Lasermikroskopie ist stets zu beachten, dass es sich um eine Horizontaldarstellung der Hautstrukturen handelt. Deshalb sind trotz der exzellenten Korrelation mit der Histologie besondere Aspekte zu beachten. Unterhalb des Stratum corneum wird das Stratum granulosum sichtbar. Die polygonalen Zellen der Granularzellschicht sind dabei regelmäßig im sog. Honigwabenmuster angeordnet. Die Zellen im Stratum spinosum zeigen die gleiche regelmäßige Anordnung; jedoch sind die einzelnen Zellen deutlich kleiner. Die dermoepidermale Junktionszone ist durch Ringstrukturen gekennzeichnet, die durch die Reflektanz der pigmentierten Basalzellen und Melanozyten hervorgerufen wird. Im Zentrum der Ringe werden das Kollagen und die Kapillaren der oberen Dermis sichtbar. Adnexstrukturen wie Haarfollikel und ekkrine Drüsenausführungsgänge können ebenfalls mittels KLSM gesehen werden (◻ Abb. 3.2).

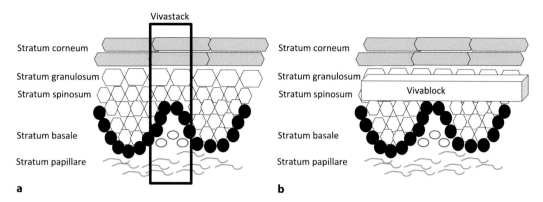

Abb. 3.1 Schematik zur Illustration der möglichen Bildaufnahmesequenzen mittels konfokaler Lasermikroskopie. **a** Mit dem sog. „Vivastack" werden vertikale sequenzielle Einzelaufnahmen (je 0,5 mm × 0,5 mm) in definierten Schichtebenen erstellt, die es ermöglichen, die gesamte Epidermis bis zur oberen Dermis zu untersuchen, **b** schematische Aufnahme eines sog. „Vivablocks", mit dem eine Übersichtaufnahme in einer definierten Horizontalebene erstellt werden kann. Damit ist es möglich, maximal 8 mm × 8 mm der Haut in einem Untersuchungsgang zu scannen. In der Regel werden in einer Pigmentläsion mindestens 3 „Vivablocks" aufgenommen: Auf der Ebene des Stratum spinosum, der dermoepidermalen Junktionszone und der oberen Dermis

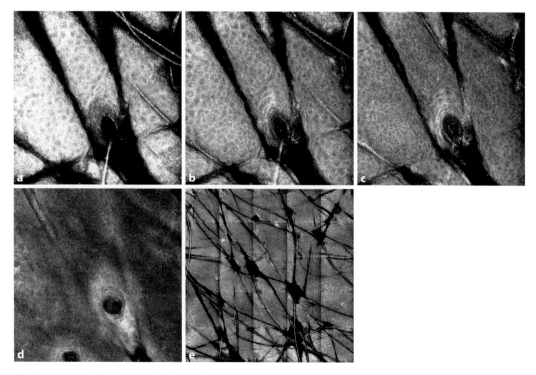

Abb. 3.2a–e Konfokale Lasermikroskopieaufnahmen der normalen Haut im Gesicht ausgehend vom Stratum corneum (**a**) über Stratum spinosum (**b**), die dermoepidermale Junktionszone (**c**) sowie die obere Dermis (**d**). Abbildung **e** zeigt in einer Übersichtaufnahme die regelmäßige Architektur mit Anordnung der Keratinozyten in der Epidermis in sog. Honigwabenstruktur

3

> **Praxistipp**
>
> In Bereichen von besonderem Interesse oder charakteristischen diagnostischen Veränderungen sollten Einzelaufnahmen (sog. Vivastacks) vom Stratum corneum bis in die Dermis aufgenommen werden.

Bei der Verwendung des Standardgerätes Vivascope 1500® kann während eines Untersuchungsganges ein Areal von maximal 8 mm × 8 mm gescannt werden. Dabei sollten insgesamt mindestens drei Ebenen aufgenommen werden (Epidermis, dermoepidermale Junktionszone und obere Dermis), um sicherzustellen, dass sämtliche relevanten Strukturen erfasst werden und die Architektur einer Läsion richtig beurteilt werden kann. In der KLSM-Untersuchung mittels des Handgerätes (Vivascope 3000®) ist zu beachten, dass Einzelbilder von 1 mm × 1 mm aufgenommen werden. Durch systematisches Abscannen einer Läsion ist sicherzustellen, dass sämtliche wichtigen Strukturen erfasst werden. Das Handgerät eignet sich hierbei insbesondere zur Diagnostik von nichtmelanozytären Tumoren wie dem Basalzellkarzinom (Castro et al. 2015).

> **Praxistipp**
>
> Bei der Verwendung des Handgerätes ist darauf zu achten, dass ein systematisches Abscannen der gesamten Läsion erfolgt. Zudem sollte das Handgerät im Wesentlichen auf Fragestellungen bei nichtmelanozytären Tumoren beschränkt bleiben.

3.3   Indikationen

3.3.1   Melanozytäre Hauttumoren

Seit Beginn des Etablierungsprozesses der konfokalen Mikroskopie stellen die Diagnostik von pigmentierten Hauttumoren und insbesondere die Differenzierung von Nävi und malignen Melanomen einen wissenschaftlichen Schwerpunkt

dar (Langley und Rajadhyashka 2001; Gerger et al. 2005). Durch die hohe Auflösung in oberflächlichen Hautschichten und die Tatsache, dass Melanin ein exzellentes endogenes Chromophor ist, eignet sich die KLSM zur Frühdiagnostik maligner Melanome und Abgrenzung von benignen Nävi oder anderen Läsionen (Ahlgrimm-Siess et al. 2008; Pellacani et al. 2005). Als endogenes Chromophor reflektiert Melanin das durch den Laser produzierte Licht und erscheint in der Bilddarstellung mittels KLSM weiß. Somit erscheinen die klinisch als dunkel erscheinendem Bereiche in Pigmentläsionen in der konfokalen Mikroskopie als strahlend helle Strukturen.

> **Praxistipp**
>
> In der praktischen Anwendung sollte darauf geachtet werden, dass mindestens drei Übersichtsaufnahmen in den verschiedenen Schichtebenen der Haut erfolgen, um die ganze Läsion erfassen zu können. Diese sollten im Bereich des Stratum spinosum, der dermoepidermalen Junktionszone und der oberen Dermis aufgenommen werden.

Nävi

In der Untersuchung mittels KLSM sind benigne Nävi durch eine reguläre Epidermisarchitektur mit erhaltener Junktionszone und gut abgrenzbaren Papillen gekennzeichnet (Ahlgrimm-Siess et al. 2008; Pellacani et al. 2005) (◘ Abb. 3.3). Dabei gibt es eine große Variationsbreite von benignen sowie dysplastischen Nävi (Pellacani et al. 2012). In junktionalen Nävi zeigt die Epidermis typischerweise ein sog. Kopfsteinpflastermuster, welches durch die horizontale Darstellung von Pigmentzellen im Bereich der Junktionszone entsteht. Dabei kann es sich sowohl um Melanozyten als auch pigmentierte Keratinozyten handeln, eine Differenzierung der zwei Zelltypen ist in benignen Läsionen nicht sicher möglich. In den tieferen Schichten zeigt sich an der Junktionszone meist ein Ringmuster mit den gut abgrenzbaren Papillen. Sind in einer Läsion Nester von Melanozyten an der Junktionszone vorhanden, resultiert dies in einem sog. Meshwork pattern. In Compoundnävi sieht man zusätzlich Nester von

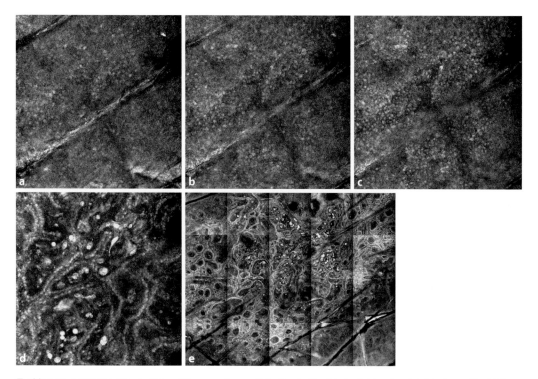

Abb. 3.3a–e Kriterien eines benignen Nävus vom kongenitalen Typ. Im Bereich der Epidermis zeigt sich ein sog. Kopfstein-pflastermuster mit homogenen, kleinen, hell-reflektierenden Pigmentzellen auf verschiedenen Ebenen der Epidermis (**a–c**). Charakteristisch ist zudem das Fehlen von atypischen Melanozyten und pagetoiden Zellen. An der dermoepidermalen Junkti-onszone kommen scharf abgrenzbare Ringstrukturen zur Darstellung, in deren Zentrum homogene Nester von Melanozyten zu erkennen sind (**d**). In der Übersicht (**e**) zeigt sich die Symmetrie der Läsion mit Kopfsteinpflastermuster, scharf abgrenzbaren Papillen und homogenen Nestern

Melanozyten in der oberen Dermis, welche durch eine homogene Struktur gekennzeichnet sind. Ein Sonderfall stellen kongenitale Nävi dar, in denen häufig relativ große Zellen in den melanozytären Nestern detektierbar sind. Ein weiteres häufiges Kriterium von kongenitalen Nävi ist das Vorhan-densein von Pseudohornzysten.

> Nävi sind durch eine regelmäßige Architek-tur mit einem sog. Kopfsteinpflastermuster in der Epidermis und scharf abgrenzbaren, ringförmigen Papillen gekennzeichnet. Dagegen finden sich beim Melanom große atypische Zellen an der Junktionszone, fehlende Abgrenzbarkeit der Papillen und pagetoide Melanozyten in höheren Epider-mislagen.

Malignes Melanom

Mit der Dermatoskopie verfügen wir bereits seit vie-len Jahren über ein exzellentes Diagnostikverfahren, mit welchem wir in der Lage sind, die diagnostische Treffsicherheit für das maligne Melanom zu verbes-sern. Trotzdem ist gerade bei kleinen Läsionen und frühen Melanomen die Abgrenzung zu atypischen Nävi häufig schwierig, sodass die KLSM hier ein-gesetzt werden kann, um die Frühdiagnostik des Melanoms zu verbessern. In einer Studie, welche die Anwendung der KLSM zusätzlich zur Dermato-skopie untersuchte, konnte gezeigt werden, dass die KLSM in diesem Setting die diagnostische Spezifität mehr als verdoppeln kann (Pellacani et al. 2005). Im Vergleich lagen die Spezifität der Dermatoskopie bei 32 % und die der KLSM bei 68 %. In der Praxis bedeutet dies, dass durch die Anwendung der KLSM benigne Nävi richtig erkannt werden und somit die Anzahl unnötiger Exzisionen verringert wird. Da-

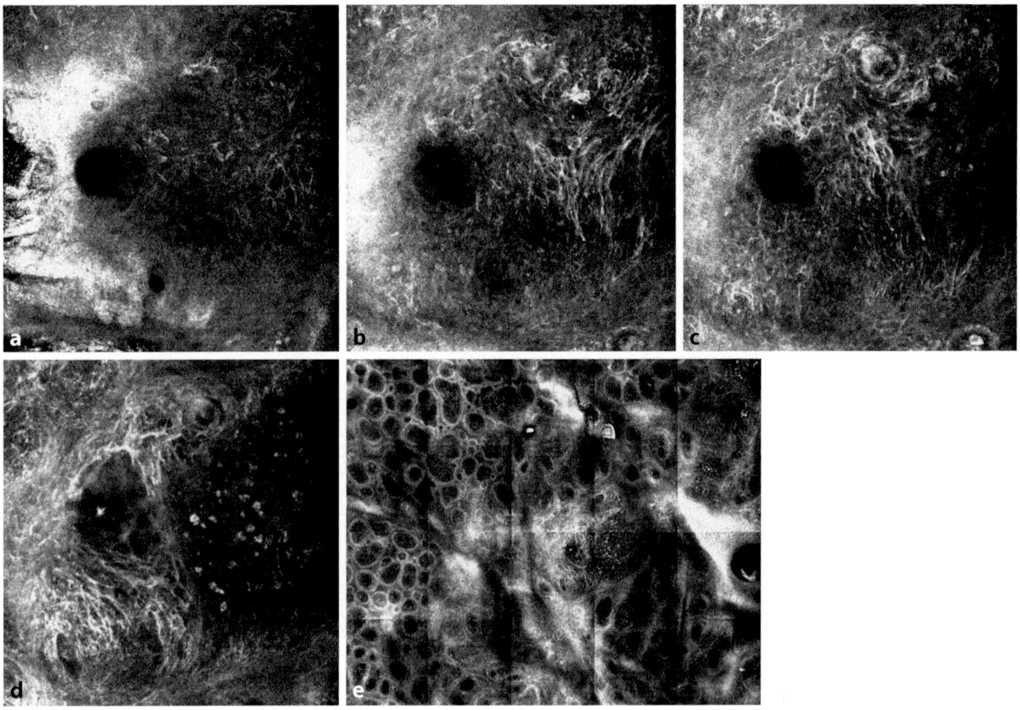

◘ Abb. 3.4a–e Konfokale Aufnahmen eines malignen Melanoms mit pagetoiden Zellen bereits in höheren Epidermislagen (**a**), welche zahlreich die gesamte Epidermis durchsetzen (**b**). An der dermoepidermalen Junktionszone zeigen sich atypische Melanozyten, teils mit sichtbarem dunklen Nukleus im Zentrum. Diese zerstören die normale Architektur, sodass die Papillen nicht mehr abgrenzbar sind (**c**). In der papillären Dermis finden sich zahlreiche einzelstehende Melanozyten (**d**). In der Übersicht erscheint die Läsion als asymmetrisch. Während in der Peripherie noch reguläre Ringstrukturen erkennbar sind, kommt es im Zentrum zu einem chaotischen Erscheinungsbild mit zahlreichen atypischen Melanozyten (**e**)

gegen zeigte die KLSM allein keine signifikante Verbesserung der Sensitivität, jedoch konnte dies durch die Kombination beider Verfahren erreicht werden. Nach aktuellen Studien werden diese Erkenntnisse weiter gestützt, da in zwei voneinander unabhängigen Studien berichtet wurde, dass die sog. „NNE" („number needed to excise") durch die konfokale Laserscanmikroskopie deutlich verringert werden kann. Der Terminus „NNE" steht dabei für die Anzahl der benignen Nävi, die exzidiert werden müssen, um ein malignes Melanom zu finden (Pellacani et al. 2014; Alarcon et al. 2014).

Die diagnostischen KLSM-Kriterien des malignen Melanoms wurden in zahlreichen Studien beschrieben und validiert (Pellacani et al. 2007). Als wichtigste Parameter gelten hierbei das Vorhandensein von atypischen Zellen an der Junktionszone, fehlende Abgrenzbarkeit der Papillen und runde pagetoide Zellen in höheren Epidermislagen (Pel-

lacani et al. 2008). Dabei sollte stets die gesamte Architektur einer Läsion beurteilt werden. Aufgrund der Tatsache, dass mittels KLSM die Analyse von Einzelzellen in einem Tumor möglich ist, können verschiedene Melanotypen anhand ihrer dominierenden Zellpopulation beschrieben werden. Bezug nehmend auf eine kürzlich publizierte Studie bei 100 malignen Melanomen sind dendritische Zellen in der KLSM ein Zeichen für langsam wachsende Melanome, während eine hohe Anzahl von runden Zellen mit insgesamt kleineren Tumoren, aber einer größeren Invasionstiefe (Tumordicke nach Breslow) assoziiert waren (Pellacani et al. 2014).

Amelanotische Melanome stellen den Kliniker häufig vor eine diagnostische Herausforderung, da eindeutige klinische Diagnosekriterien fehlen. Dermatoskopisch sind polymorphe Gefäße hinweisend, aber diese sind häufig auch Kennzeichen eines fortgeschrittenen Tumorstadiums. Mittels KLSM gelingt es jedoch, die atypischen Melanozyten sichtbar zu machen (Braga et al. 2009; Maier et al. 2013), wobei neben dendritischen Zellstrukturen pagetoide Melanozyten nachgewiesen werden können, die jedoch dunkler erscheinen und als hyporefraktile pagetoide Melanozyten bezeichnet werden (Losi et al. 2014).

Die KLSM kann zudem zur Diagnostik von Lentigo-maligna-Melanomen (LMM) im Gesichtsbereich verwendet werden, da hier insbesondere die Früherkennung sowie Abgrenzung von anderen pigmentierten Läsionen wie pigmentierten aktinischen Keratosen oft schwierig ist (⬛ Abb. 3.4). Dabei finden sich in der KLSM in der Regel vor allem dendritische Zellstrukturen, hierbei ist besonders auf die Infiltration von Haarfollikeln (sog. Follikulotropismus) und anderen Adnexstrukturen zu achten. Daneben kommen auch runde pagetoide Melanozyten in der Epidermis vor, welche die Diagnosestellung erleichtern (Guitera et al. 2010; De Carvalho et al. 2015; Alarcon et al. 2014).

3.3.2 Nichtmelanozytäre Hauttumoren

Basalzellkarzinome

Während die klinische Diagnose von voll entwickelten knotigen Basalzellkarzinomen (BCC) klinisch meist eindeutig ist, kann die Frühdiagnostik kleiner oder oberflächlicher Basalzellkarzinome sowie auch der sklerodermiformen Variante durchaus Schwierigkeiten bereiten. Zur genauen Differenzierung von sog. pink patches/papules im Gesichtsbereich sind diagnostische Biopsien somit häufig indiziert. Mittels KLSM ist die Diagnose von Basalzellkarzinomen in vivo möglich, da BCC sehr charakteristische Kriterien zeigen (⬛ Abb. 3.5). Diese umfassen das Vorhandensein von Tumornestern mit elongierten Zellen und peripherer Palisadenstellung, eine Stromareaktion mit fibrosiertem Bindegewebe und elongierten sowie dilatierten Blutgefäßen (González und Tannous 2002; Sauermann et al. 2002; Nori

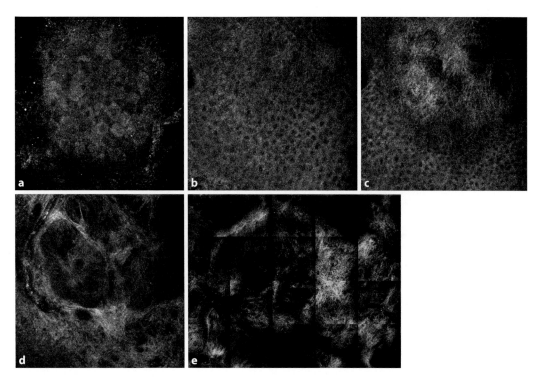

⬛ **Abb. 3.5a–e** Konfokale Aufnahmen eines Basalzellkarzinoms mit relativ unauffälligem Stratum corneum (**a**), leichten Atypien der Honigwabenstruktur in der Epidermis (**b**), Strukturveränderungen der Junktionszone (**c**) und den charakteristischen Tumorzellnestern mit Fibrose und Blutgefäßdilatation in der Dermis (**d**). In der Übersicht sind die typischen Tumorzellverbände erkennbar, welche eine periphere Palisadenstellung der Zellen sowie eine Spaltbildung zum fibrotischen umgebenden Stroma zeigen (**e**)

et al. 2004). Des Weiteren ist die KLSM auch bei pigmentierten BCC anwendbar und bei der Abgrenzung von malignen Melanomen äußerst hilfreich (Agero et al. 2006; Segura et al. 2007). Bezug nehmend auf die Ergebnisse einer großen Multicenterstudie an mehr als 700 Läsionen konnte für die KLSM-Diagnose von Basalzellkarzinomen eine Sensitivität von 100 % sowie eine Spezifität von 88,5 % nachgewiesen werden (Guitera et al. 2012).

Da heutzutage eine Vielzahl von kleinen oder oberflächlichen Basalzellkarzinomen mit nichtinvasiven Therapeutika wie Imiquimod oder photodynamischer Therapie behandelt werden, ist zudem das therapeutische Monitoring von BCC von besonderem Interesse (Venturini et al. 2013; Chen et al. 2014). Hierbei ist zudem die Klassifizierung in die einzelnen Subtypen wichtig, und neueste Studiendaten weisen darauf hin, dass dieses mittels KLSM durchaus möglich ist (Longo et al. 2014).

> **Praxistipp**
>
> Bei nichtmelanozytären Läsionen sollte das Stratum corneum zusätzlich erfasst werden.

Aktinische Keratosen, M. Bowen und invasives Plattenepithelkarzinom

Die Diagnostik sowie die Abgrenzung verschiedener Schweregrade von in situ und invasiven Plattenepithelkarzinomen der Haut sind mittels konfokaler Mikroskopie gut möglich. Sie bleiben jedoch auf nichthyperkeratotische Läsionen begrenzt, da Hyperkeratose generell mit der Darstellung der Hautstrukturen interferiert und die korrekte Interpretation der Bilder somit deutlich limitiert ist. Abgesehen davon erlaubt die KLSM, die gesamte Bandbreite der aktinischen Keratosen, M. Bowen und invasiven Karzinome darzustellen und auch voneinander abzugrenzen (◘ Abb. 3.6).

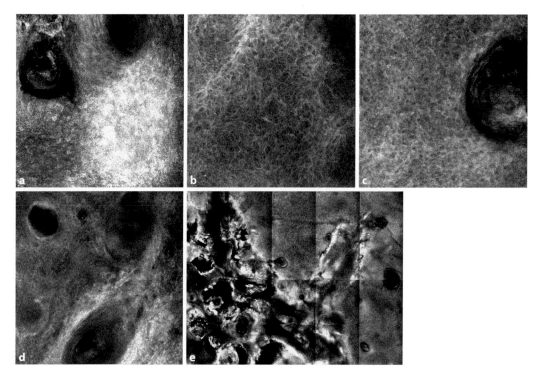

◘ **Abb. 3.6a–e** Charakteristische konfokale Aufnahmen einer aktinischen Keratose. Im Stratum corneum erkennt man sowohl losgelöste Korneozyten als auch kleine helle Strukturen, welche der Parakeratose entsprechen (**a**). In der Epidermis zeigt sich eine atypische Honigwabenstruktur, welche durch atypische Keratinozyten mit Variation der Zellmorphologie gekennzeichnet ist (**b**). Dies zeigt sich ebenfalls in den suprabasalen Schichten (**c**). In der oberen Dermis erkennt man neben Follikelstrukturen die solare Elastose des Bindegewebes (**d**). In der Übersicht zeigt sich die irreguläre Architektur durch Hyper- und Parakeratose im Stratum corneum und atypische Honigwabenstruktur der Epidermis (**e**)

Zu den wichtigsten Diagnosekriterien aktinischer Keratosen zählen sowohl Parakeratose sowie die Atypien der Keratinozyten mit Architekturverlust als auch die solare Elastose, welche sich als wellenförmige Fasern in der Dermis zeigt (Aghassi et al. 2000; Horn et al. 2008; Ulrich et al. 2007, 2008). Ein M. Bowen zeigt meist noch ausgeprägtere Atypien und ist zudem durch das Vorhandensein zahlreicher Dyskeratosen gekennzeichnet (Ulrich et al. 2012). Aufgrund der Horizontaldarstellung ist die Abgrenzung frühinvasiver Plattenepithelkarzinome eingeschränkt. Bei Verdacht auf ein invasives Plattenepithelkarzinom ist auf hochrefraktile Strukturen in der Dermis zu achten, welche keine Verbindung zur Epidermis haben. Zudem ist bei ausgeprägten Atypien, welche die gesamte Epidermis betreffen, in jedem Fall eine Probebiopsie angeraten, um einen invasiven Tumor auszuschließen.

> Die wesentlichen Merkmale aktinischer Keratosen umfassen eine Parakeratose im Stratum corneum sowie eine atypische Honigwabenstruktur im Bereich der Epidermis und solare Elastose in der oberen Dermis. Basalzellkarzinome dagegen zeigen Tumorzellnester in der Dermis mit elongierten Zellen und Spaltbildung zum fibrotischen Bindegewebe.

Ein weiteres wichtiges Anwendungsgebiet der KLSM ist Verlaufsbeurteilung aktinischer Keratosen unter Therapie. Dabei kann neben der Beurteilung der Wirksamkeit einer Therapie auch die Art der Wirk-samkeit eines Medikamentes beurteilt werden (Ulrich et al. 2010, 2015; Maier et al. 2015). Im Gegensatz zur Histologie durch sequenzielle Biopsien hat die KLSM den entscheidenden Vorteil, eine bzw. mehrere definierte Läsionen im Zeitverlauf ohne Artefakte bzw. Entfernung evaluieren zu können. Zur Beurteilung dieser Fragestellungen wurde und wird die KLSM auch in aktuellen klinischen Studien eingesetzt.

Darüber hinaus stellt die Anwendung bei aktinischer Feldkanzerisierung zur Detektion subklinischer Läsionen eine weitere interessante Applikation der KLSM dar. Mittels KLSM können Atypien nachgewiesen werden, bevor sie klinisch sichtbar werden, und somit kann mit der Untersuchung Aufschluss über das Maß der Feldkanzerisierung gewonnen werden.

Auch in diesem Zusammenhang kann die KLSM genutzt werden, um mögliche Effekte der Therapie sichtbar zu machen (Ulrich et al. 2010).

Benigne Hauttumoren und entzündliche Hauterkrankungen

Die Anwendung der konfokalen Mikroskopie wird zwar schwerpunktmäßig in der Tumordiagnostik eingesetzt, sie bietet jedoch eine Vielfalt weiterer Anwendungsmöglichkeiten.

Einerseits können gutartige Tumoren wie Talgdrüsenhyperplasien oder seborrhoische Keratosen abgegrenzt werden, andererseits bietet die KLSM die Möglichkeit, die Diagnostikkriterien verschiedener entzündlicher Dermatosen in vivo darzustellen (◘ Abb. 3.7).

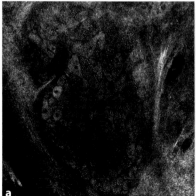
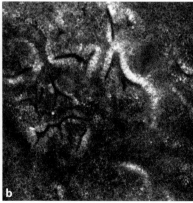

◘ **Abb. 3.7a** Einzelbildaufnahme einer Talgdrüsenhyperplasie. Die Sebozyten zeigen sich als sehr charakteristisch mit zentral dunklem Zellkern und gesprenkeltem Zytoplasma mit Lipideinschlüssen, **b** basale Hyperpigmentierung und Akanthose mit sog. cerebriformer Epidermisarchitektur bei einer seborrhoischen Keratose

In Hinblick auf entzündliche Dermatosen stellen aktuell das akute Kontaktekzem sowie die Psoriasis vulgaris die am besten untersuchten inflammatorischen Hauterkrankungen dar (González et al. 1999; Swindells et al. 2004, Astner et al. 2005, 2006; Ardigo et al. 2009; Wolberink et al. 2011). Während das Ekzem durch Spongiose und Mikrovesikelbildung charakterisiert wurde, zeigt die Psoriasis in der KLSM charakteristischerweise Parakeratose sowie Papillomatose. Ferner lassen sich Autoimmunerkrankungen wie der Lupus erythematodes, der durch eine Entzündungsreaktion an der dermoepidermalen Junktionszone gekennzeichnet ist, abgrenzen (Ardigo et al. 2007). Die histologischen Kriterien einer der verschiedenen Formen von sog. „Interface-Dermatitiden" sind somit in vivo darstellbar und lassen sich anhand der Verteilungsmuster der Infiltrate zur Differenzierung heranziehen. Als wesentliche Limitation der KLSM bleibt hierbei jedoch zu erwähnen, dass die Abgrenzung verschiedener Typen der Entzündungszellen wie Lymphozyten und eosinophiler Granulozyten nicht möglich ist. Rein morphologisch scheinen sich aber neutrophile Granulozyten abzugrenzen, insbesondere wenn sie in den höheren Epidermislagen lokalisiert sind.

Des Weiteren sind reaktive bzw. begleitende entzündliche Prozesse im Rahmen der Wundheilung, aber auch Pigmentstörungen wie die Vitiligo und das Melasma bereits Gegenstand von Untersuchungen mittels KLSM gewesen (Ardigo et al. 2007; Kang et al. 2010).

3.3.3 Erregerdiagnostik

Mittels KLSM gelingt sowohl der Nachweis von Pilzhyphen im Stratum corneum und der Nagelplatte als auch von Parasiten wie Demodexmilben, Sarcoptes scabei oder Larva migrans direkt am Patienten ohne Notwendigkeit einer Gewebeaufbereitung (Rothmund et al. 2013; Slutsky et al. 2011). Bei Rosaceapatienten wurde die KLSM bereits zur Quantifizierung der Demodexbesiedlung eingesetzt (Sattler et al. 2012), zukünftig bietet sich der Einsatz in Therapiestudien an.

Zwar ist der direkte Nachweis bakterieller und viraler Erreger nicht möglich, jedoch können charakteristische, morphologische Veränderungen wie virusinfizierte Riesenzellen bei Herpes simplex oder Zoster diagnostisch hinweisend sein.

3.3.4 Kosmetische Forschung

Ein weiteres, breites Anwendungsgebiet der KLSM ist die kosmetische Forschung. Dabei wird sie zur Objektivierung und Quantifizierung von Therapieeffekten eingesetzt. Beispielsweise können irritativ-toxische Effekte evaluiert, aber auch Prozesse wie Hautalterung oder Wundheilungsvorgänge nichtinvasiv untersucht werden (González und Gilaberte-Calzada 2008; Sauermann et al. 2002; Wurm et al. 2012; Longo et al. 2013).

3.4 Ex-vivo konfokale Lasermikroskopie

Die vielfältigen Anwendungsmöglichkeiten und die Praktikabilität der In-vivo-KLSM hat zur weiten Verbreitung der Methode und Etablierung im klinischen Alltag geführt. Jedoch hat die KLSM auch Limitationen. Insbesondere die fehlende Darstellung tiefer dermaler und subkutaner Strukturen begrenzt den Einsatz in der Tumorausdehnung und mikrographischen Chirurgie. Aktuell stehen jedoch bereits Geräte zur Ex-vivo-Anwendung der KLSM zur Verfügung, welche zur Randschnittkontrolle im Rahmen der mikrographisch kontrollierten Chirurgie von Hauttumoren und hier insbesondere des Basalzellkarzinoms einsetzbar sind (Gareau et al. 2009; Bennàssar et al. 2014). Im Gegensatz zum konventionellen Verfahren liegt der größte Vorteil in der verkürzten Untersuchungszeit von ca. 8 min pro Bild. Verschiedene Fluoreszenzfarbstoffe und die Anwendung verschiedener Laser erlauben eine Verbesserung des Kontrastes. Durch die Anwendung der Ex-vivo-KLSM mit zusätzlicher Färbung mittels Acridinorange wurde eine Sensitivität von 96,6 % und eine Spezifität von 89,2 % beschrieben (Karen et al. 2009). Mögliche Kopplung von Antikörpern an Fluoreszenzfarbstoffe könnte die Treffsicherheit der Ex-vivo-KLSM zukünftig möglicherweise weiter verbessern. Aktuell wird die Ex-vivo-KLSM im experimentellen Stadium evaluiert und hat im Gegensatz zur In-vivo-KLSM noch keinen Einzug in die tägliche Routine gefunden. Weitere Studien werden zeigen müssen, ob und inwiefern die Ex-vivo-KLSM in der mikrographischen Chirurgie und der Schnellschnittdiagnostik die konventionelle Histologie ergänzen kann.

Literatur

Agero AL, Busam KJ, Benvenuto-Andrade C, Scope A, Gill M, Marghoob AA et al (2006) Reflectance confocal microscopy of pigmented basal cell carcinoma. J Am Acad Dermatol 54:638–643

Aghassi D, Anderson RR, Gonzalez S (2000) Confocal laser microscopic imaging of actinic keratoses in vivo: a preliminary report. J Am Acad Dermatol 43(1 Pt 1):42–48

Ahlgrimm-Siess V, Massone C, Koller S, Fink-Puches R, Richtig E, Wolf I, Gerger A, Hofmann-Wellenhof R (2008) In vivo confocal scanning laser microscopy of common naevi with globular, homogeneous and reticular pattern in dermoscopy. Br J Dermatol 158(5):1000–1007

Alarcon I, Carrera C, Palou J, Alos L, Malvehy J, Puig S (2014) Impact of in vivo reflectance confocal microscopy on the number needed to treat melanoma in doubtful lesions. Br J Dermatol 170(4):802–808

Alarcón I, Carrera C, Puig S, Malvehy J (2014) Clinical usefulness of reflectance confocal microscopy in the management of facial lentigo maligna melanoma. Actas Dermosifiliogr 105(3):e13–e17

Ardigo M, Cota C, Berardesca E, González S (2009) Concordance between in vivo reflectance confocal microscopy and histology in the evaluation of plaque psoriasis. J Eur Acad Dermatol Venereol 23(6):660–667

Ardigò M, Maliszewski I, Cota C, Scope A, Sacerdoti G, Gonzalez S, Berardesca E (2007) Preliminary evaluation of in vivo reflectance confocal microscopy features of Discoid lupus erythematosus. Br J Dermatol 156(6):1196–1203

Ardigo M, Malizewsky I, Dell'anna ML, Berardesca E, Picardo M (2007) Preliminary evaluation of vitiligo using in vivo reflectance confocal microscopy. J Eur Acad Dermatol Venereol 21(10):1344–1350

Astner S, González S, Gonzalez E (2006) Noninvasive evaluation of allergic and irritant contact dermatitis by in vivo reflectance confocal microscopy. Dermatitis 17(4):182–191

Astner S et al (2005) Non-invasive evaluation of the kinetics of allergic and irritant contact dermatitis. J Invest Dermatol 124(2):351–359

Astner S et al (2006) Irritant contact dermatitis induced by a common household irritant: a noninvasive evaluation of ethnic variability in skin response. J Am Acad Dermatol 54(3):458–465

Bennàssar A, Vilata A, Puig S, Malvehy J (2014) Ex vivo fluorescence confocal microscopy for fast evaluation of tumour margins during Mohs surgery. Br J Dermatol 170(2):360–365

Braga JC, Scope A, Klaz I, Mecca P, González S, Rabinovitz H, Marghoob AA (2009) The significance of reflectance confocal microscopy in the assessment of solitary pink skin lesions. J Am Acad Dermatol 61(2):230–241

Castro RP, Stephens A, Fraga-Braghiroli NA, Oliviero MC, Rezze GG, Rabinovitz H, Scope A (2015) Accuracy of in vivo confocal microscopy for diagnosis of basal cell carcinoma: a comparative study between handheld and wide-probe confocal imaging. J Eur Acad Dermatol Venereol 29(6):1164–1169

Chen CS, Sierra H, Cordova M, Rajadhyaksha M (2014) Confocal microscopy-guided laser ablation for superficial and early nodular Basal cell carcinoma: a promising surgical alternative for superficial skin cancers. JAMA Dermatol 150(9):994–998

De Carvalho N, Farnetani F, Ciardo S, Ruini C, Witkowski AM, Longo C, Argenziano G, Pellacani G (2015) Reflectance confocal microscopy correlates of dermoscopic patterns of facial lesions helps to discriminate lentigo maligna from pigmented non-melanocytic macules. Br J Dermatol 173(1):128–133

Gareau DS, Karen JK, Dusza SW, Tudisco M, Nehal KS, Rajadhyaksha M (2009) Sensitivity and specificity for detecting basal cell carcinomas in Mohs excisions with confocal fluorescence mosaicing microscopy. J Biomed Opt 14(3):034012

Gerger A et al (2005) Diagnostic applicability of in vivo confocal laser scanning microscopy in melanocytic skin tumors. J Invest Dermatol 124(3):493–498

González S, Gilaberte-Calzada Y (2008) In-vivo refeelectance confocal microscopy in clinical dermatology and cosmetology. Int J Cosmet Sci 30(1):1–17

González S, Tannous Z (2002) Real-time, in vivo confocal reflectance microscopy of basal cell carcinoma. J Am Acad Dermatol 47(6):869–874

González S et al (1999) Allergic contact dermatitis: correlation of in vivo confocal imaging to routine histology. J Am Acad Dermatol 40(5):708–713

Guitera P, Menzies SW, Longo C, Cesinaro AM, Scolyer RA, Pellacani G (2012) In vivo confocal microscopy for diagnosis of melanoma and basal cell carcinoma using a two-step method: analysis of 710 consecutive clinically equivocal cases. J Invest Dermatol 132(10):2386–2394

Guitera P, Pellacani G, Crotty KA, Scolyer RA, Li LX, Bassoli S, Vinceti M, Rabinovitz H, Longo C, Menzies SW (2010) The impact of in vivo reflectance confocal microscopy on the diagnostic accuracy of lentigo maligna and equivocal pigmented and nonpigmented macules of the face. J Invest Dermatol 130(8):2080–2091

Horn M, Gerger A, Ahlgrimm-Siess V, Weger W, Koller S, Kerl H, Samonigg H, Smolle J, Hofmann-Wellenhof R (2008) Discrimination of actinic keratoses from normal skin with reflectance mode confocal microscopy. Dermatol Surg 34(5):620–625

Kang HY, Bahadoran P, Suzuki I, Zugaj D, Khemis A, Passeron T, Andres P, Ortonne JP (2010) In vivo reflectance confocal microscopy detects pigmentary changes in melasma at a cellular level resolution. Exp Dermatol 19(8):228–233

Karen JK, Gareau DS, Dusza SW, Tudisco M, Rajadhyaksha M, Nehal KS (2009) Detection of basal cell carcinomas in Mohs excisions with fluorescence confocal mosaicing microscopy. Br J Dermatol 160(6):1242–1250

Langley RGB, Rajadhyashka M (2001) Confocal scanning laser microscopy of benign and malignant melanocytic skin lesions in vivo. J Am Acad Dermatol 45(3):365–376

Longo C, Lallas A, Kyrgidis A, Rabinovitz H, Moscarella E, Ciardo S, Zalaudek I, Oliviero M, Losi A, Gonzalez S, Guitera P, Piana S, Argenziano G, Pellacani G (2014) Classifying distinct basal cell carcinoma subtype by means of dermatoscopy and reflectance confocal microscopy. J Am Acad Dermatol 71(4):716–724

Longo et al (2013) Laser skin rejuvenation: epidermal changes and collagen remodelling evaluated by in vivo confocal microscopy. Lasers Med Sci 28(3):769–776

Losi A, Longo C, Cesinaro AM, Benati E, Witkowski A, Guitera P, Pellacani G (2014) Hyporeflective pagetoid cells: a new clue for amelanotic melanoma diagnosis by reflectance confocal microscopy. Br J Dermatol 171(1):48–54

Maier T, Cekovic D, Ruzicka T, Sattler EC, Berking C (2015) Treatment monitoring of topical ingenol mebutate in actinic keratoses with the combination of optical coherence tomography and reflectance confocal microscopy: a case series. Br J Dermatol 172(3):816–818

Maier T, Sattler EC, Braun-Falco M, Korting HC, Ruzicka T, Berking C (2013) Reflectance confocal microscopy in the diagnosis of partially and completely amelanotic melanoma: report on seven cases. J Eur Acad Dermatol Venereol 27(1):e42–e52

Minsky M (1988) Memoir on inventing the confocal scanning microscope. Scanning 10:128–138

Nori S, Rius-Diaz F, Cuevas J, Goldgeier M, Jaen P, Torres A et al (2004) Sensitivity and specificity of reflectance-mode confocal microscopy for in vivo diagnosis of basal cell carcinoma: a multicenter study. J Am Acad Dermatol 51:923–930

Pellacani G, Cesinaro AM, Longo C et al (2005) Microscopic in vivo description of cellular architecture of dermoscopic pigment network in nevi and melanomas. Arch Dermatol 141:147–154

Pellacani G, Cesinaro AM, Seidenari S (2005) In vivo assessment of melanocytic nests in nevi and melanomas by reflectance confocal microscopy. Mod Pathol 18(4):469–474

Pellacani G, Cesinaro AM, Seidenari S (2005) Reflectance-mode confocal microscopy of pigmented skin lesions – improvement in melanoma diagnostic specificity. J Am Acad Dermatol 53(6):979–985

Pellacani G, De Pace B, Reggiani C, Cesinaro AM, Argenziano G, Zalaudek I, Soyer HP, Longo C (2014) Distinct melanoma types based on reflectance confocal microscopy. Exp Dermatol 23(6):414–418

Pellacani G, Farnetani F, Gonzalez S, Longo C, Cesinaro AM, Casari A, Beretti F, Seidenari S, Gill M (2012) In vivo confocal microscopy for detection and grading of dysplastic nevi: a pilot study. J Am Acad Dermatol 66(3):e109–e121

Pellacani G, Guitera P, Longo C et al (2007) The impact of in vivo reflectance confocal microscope for imaging human tissue microscopy for the diagnostic accuracy of melanoma and equivocal melanocytic lesions. J Invest Dermatol 127(12):2759–2765

Pellacani G, Longo C, Malvehy J, Puig S, Carrera C, Segura S, Bassoli S, Seidenari S (2008) In vivo confocal microscopic and histopathologic correlations of dermoscopic features in 202 melanocytic lesions. Arch Dermatol 144(12):1597–1608

Pellacani G, Pepe P, Casari A, Longo C (2014) Reflectance confocal microscopy as a second-level examination in skin oncology improves diagnostic accuracy and saves unnecessary excisions: a longitudinal prospective study. Br J Dermatol 171(5):1044–1051

Rajadhyaksha M, González S, Zavislan JM, Anderson RR, Webb RH (1999) In vivo confocal scanning laser microscopy of human skin II: advances in instrumentation and comparison with histology. J Invest Dermatol 13:293–303

Rajadhyaksha M, Grossman M, Esterowitz D, Webb RH, Anderson RR (1995) In vivo confocal scanning laser microscopy of human skin: melanin provides strong contrast. J Invest Dermatol 104:946–952

Rothmund G, Sattler EC, Kaestle R, Fischer C, Haas CJ, Starz H, Welzel J (2013) Confocal laser scanning microscopy as a new valuable tool in the diagnosis of onychomycosis-comparison of six diagnostic methods. Mycosis 56(1):47–55

Sattler EC, Maier T, Hoffmann VS, Hegyi J, Ruzicka T, Berking C (2012) Noninvasive in vivo detection and quantification of Demodex mites by confocal laser scanning microscopy. Br J Dermatol 167(5):1042–1047

Sauermann K, Gambichler T, Wilmert M, Rotterdam S, Stuecker M, Altmeyer P et al (2002) Investigation of basal cell carcinoma by confocal laser scanning microscopy in vivo. Skin Res Technol 8:141–147

Sauermann K et al (2002) Age related changes of human skin investigated with histometric measurements by confocal laser scanning microscopy in vivo. Skin Res Technol 8(1):52–56

Segura S, Puig S, Carrera C, Palou J, Malvehy J (2007) Dendritic cells in pigmented basal cell carcinoma: a relevant finding by reflectance-mode confocal microscopy. Arch Dermatol 143:883–886

Slutsky JB, Rabinovitz H, Grichnik JM, Marghoob AA (2011) Reflectance confocal microscopic features of dermatophytes, scabies, and demodex. Arch Dermatol 147(8):1008

Swindells K et al (2004) Reflectance confocal microscopy may differentiate acute allergic and irritant contact dermatitis in vivo. J Am Acad Dermatol 50(2):220–228

Ulrich M, Alarcon I, Malvehy J, Puig S (2015) In vivo reflectance confocal microscopy characterization of field-directed 5-Fluorouracil 0.5 %/salicylic acid 10 % in actinic keratosis. Dermatology 230(3):192–198. doi:10.1159/000370148

Ulrich M, Kanitakis J, González S, Lange-Asschenfeldt S, Stockfleth E, Roewert-Huber J (2012) Evaluation of Bowen disease by in vivo reflectance confocal microscopy. Br J Dermatol 166(2):451–453

Ulrich M, Krueger-Corcoran D, Roewert-Huber J, Sterry W, Stockfleth E, Astner S (2010) Reflectance confocal microscopy for noninvasive monitoring of therapy and detection of subclinical actinic keratoses. Dermatology 220(1):15–24

Ulrich M, Maltusch A, Rius-Diaz F, Röwert J, González S, Sterry W, Stockfleth E, Astner S (2008) Clinical applicability of in vivo reflectance confocal microscopy for the diagnosis of actinic keratoses. J Dermatol Surg 34(5):610–619

Ulrich M, Maltusch A, Röwert J, González S, Sterry W, Stockfleth E, Astner S (2007) Actinic keratoses: non-invasive diagnosis for field cancerisation. Br J Dermatol 156(3):13–17

Venturini M, Sala R, Gonzàlez S, Calzavara-Pinton PG (2013) Reflectance confocal microscopy allows in vivo real-time noninvasive assessment of the outcome of methyl amino-laevulinate photodynamic therapy of basal cell carcinoma. Br J Dermatol 168(1):99–105

Wolberink EA, van Erp PE, Teussink MM, van de Kerkhof PC, Gerritsen MJ (2011) Cellular features of psoriatic skin: imaging and quantification using in vivo reflectance confocal microscopy. Cytometry B Clin Cytom 80(3):141–149

Wurm EM et al (2012) In vivo assessment of chronological ageing and photoageing in forearm skin using reflectance confocal microscopy. Br J Dermatol 167(2):270–279

Optische Kohärenztomographie

T. v. Braunmühl

J. Welzel, E.C. Sattler (Hrsg.), *Nichtinvasive physikalische Diagnostik in der Dermatologie,*
DOI 10.1007/978-3-662-46389-5_4, © Springer-Verlag Berlin Heidelberg 2016

4.1 Technik

Das Untersuchungsverfahren der optischen Kohärenztomographie ähnelt dem der Sonographie mit dem Unterschied, dass anstelle von Schallwellen Lichtstrahlen eingesetzt werden. Das in das zu untersuchende Objekt gesandte kurzkohärente, breitbandige Licht wird nach den jeweiligen optischen Gegebenheiten zurückgesandt und mit einem Referenzstrahl verglichen. Mithilfe eines Interferometers können die zurückgelegten Wegstrecken der gestreuten Lichtstrahlen gemessen werden. Bei der Interferometrie geschieht dies unter Einsatz eines Referenzarmes und eines Untersuchungsarmes, der die erhaltenen Informationen vergleicht und auswertet. Das zu untersuchende Objekt wird Punkt für Punkt abgetastet und so ergeben sich aus den eindimensionalen Amplitudenbildern (A-Scan) nach Zusammensetzen der Information zweidimensionale B-Scans. Die Geschwindigkeit der Abtastrate ist maßgeblich für die schnelle Erstellung der Scans verantwortlich. Die Abtastrate hängt je nach System von der Schnelligkeit der Kamera oder des Referenzspiegels ab (Sattler et al. 2013a; von Braunmühl und Welzel 2015; Welzel 2010).

Die Interferenz wird entweder über die Zeitabweichung oder den Frequenzunterschied zwischen Referenz- und Untersuchungsstrahl berechnet; je nachdem spricht man von einem Time-Domain(TD)- oder Frequency-Domain(FD)-System (Gambichler et al. 2011).

Der Vorteil des Verfahrens liegt in der relativ hohen Eindringtiefe bei guter Auflösung und schnellem Untersuchungsablauf. Die laterale Auflösung ist abhängig von der numerischen Apertur der verwendeten Optik und die axiale Auflösung von der spektralen Breite des verwendeten Lichts, sodass die erhältlichen Systeme untereinander je nach verwendeter Lichtquelle und Technik leicht unterschiedliche Bildqualitäten erreichen.

Zu den gängigen derzeit kommerziell erhältlichen OCT-Systemen gehören folgende Geräte: Vivosight (Michelson Diagnostics, Kent, UK), Callisto (Thorlabs, Newton, NJ, USA) und Skintell (Agfa HealthCare, Brüssel, Belgien).

Das Vivosight-OCT-Gerät der Firma Michelson Diagnostics ist ein CE-zertifiziertes swept-source frequency domain-OCT System mit einer Wellenlänge von 1305 nm. Die Eindringtiefe liegt bei 1,5–2 mm.

Es erreicht eine laterale Auflösung von unter 7,5 µm und eine axiale Auflösung von unter 10 µm. Es ist kein Kontaktgel erforderlich, und das kleine, leichte Handstück kann mit unterschiedlichen Abstandshaltern je nach Befund auf die Haut aufgesetzt werden, um die Oberfläche optimal im Fokus zu haben. Neuerdings sind sowohl vertikale als auch horizontale Bildaufnahmen möglich. Das Bildareal beträgt 6 mm × 2 mm.

Bei dem OCT-System der Firma Thorlabs handelt es sich um ein frequency domain-OCT mit einer Strahlenquelle von 930 nm. Die laterale und axiale Auflösung liegt bei unter 7–8 µm bei einer Eindringtiefe von ca. 1,6 mm je nach Gegebenheiten. Das Gerät bietet eine Bildgröße von 10 mm × 1,7 mm, die Scan-Geschwindigkeit liegt bei 1200 lines pro Sekunde. Es ist Software für eine Umrechnung in 3D-Scans vorhanden, des Weiteren ist eine Livekamera integriert zur Dokumentation des Befundes während der OCT-Aufnahme.

Das hochauflösende (high-definition[HD]) OCT von Agfa HealthCare ist ein CE-zertifiziertes time domain-OCT mit einer 1300 nm Lichtquelle. Dieses HD-OCT bietet eine hohe Auflösung von 3 µm in allen Ebenen, was durch die synchronisierte Bewegung der Linse und des optischen Referenzsystems (dynamic focus tracking; Skintell, Agfa HealthCare, Brüssel, Belgien) ermöglicht wird. Eine Ultra-Highspeed-Kamera ermöglicht eine hohe Scan-Geschwindigkeit, vor allem auch im 3D-Mode, sodass fast in Echtzeit vertikale und horizontale Bilder erstellt werden können. Das Handgerät ist relativ groß und schwer, und die Verwendung von Kontaktgel ist für die Aufnahmen erforderlich. Die Eindringtiefe liegt bei diesem Verfahren bei ca. 570 µm. Die Bildgröße beträgt 1,8 mm × 0,6 mm.

> Es stehen mittlerweile OCT-Geräte mit unterschiedlichen Auflösungen und Eindringtiefen zur Verfügung.

4.2 Indikationen

4.2.1 Normale Haut

Die normale Haut stellt sich in der OCT in einer regelmäßigen Dreischichtung dar (◘ Abb. 4.1). Zuoberst bildet das sehr signalreiche, helle Eingangssi-

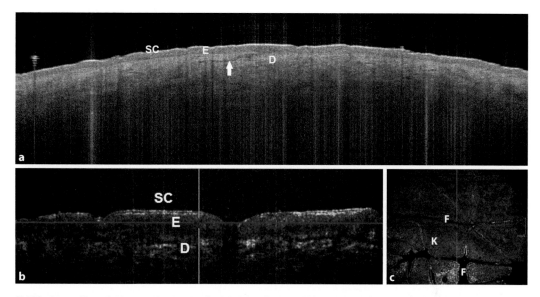

● **Abb. 4.1a–c** Normale Haut am Unterarm in der OCT **(a)** und HD-OCT **(b)** mit regelmäßiger Schichtung (SC, Stratum corneum; E, Epidermis; D, Dermis) im Slice-Modus und En-face-Modus auf Höhe der Epidermis mit wabenartiger Zellstruktur **(c)**

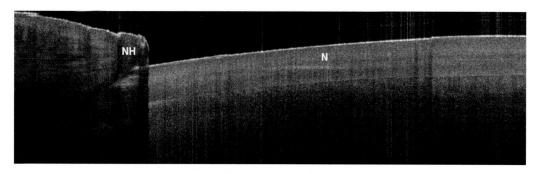

● **Abb. 4.2** Normale Nagelplatte (N) mit Umschlagfalte des Nagelhäutchens (NH) in der OCT

gnal die erste Schicht, die den Beginn des Stratum corneums markiert, darauf folgt die deutlich signalärmere, dunklere Epidermis. Die dritte Schicht bildet die signalintensivere superfizielle Dermis. Zwischen der dunkleren Epidermis und helleren Dermis kann die dermoepidermale Junktionszone beurteilt werden. Die tiefer liegende retikuläre Dermis stellt sich wiederum etwas signalärmer dar. Häufig sind hier auch ovalär-längliche signallose Strukturen darstellbar, die Gefäßen entsprechen. Haarfollikel finden sich als dunkle, schräg die Schichten durchlaufende Formationen (Mogensen et al. 2008b; von Braunmühl und Welzel 2015; Welzel 2001, 2010).

Im hochauflösenden (HD-)OCT ist ebenfalls die Schichtung der Haut im vertikalen Schnittbild (Slice-Modus) dargestellt mit allerdings geringerer Eindringtiefe. Im horizontalen Schnittbild (En-Face-Modus) zeigt sich auf Höhe der Epidermis das regelmäßige „wabenartige" Muster der epidermalen Zellen, auf Höhe der superfiziellen Dermis sind die hellen netzartigen Bindegewebsfaserzüge darstellbar. Durch den Queranschnitt sind in dieser Darstellung die Haarfollikel als rund-ovale, zentral dunkle Strukturen mit hellerem umgebendem Ring zu erkennen (● Abb. 4.1) (Maier et al. 2012b).

Die gesunde Nagelplatte lässt sich im konventionellen OCT sehr gut in ihren hellen Schichten darstellen; auch das Nagelbett ist als dunkleres Areal unter der Nagelplatte beurteilbar (● Abb. 4.2). Pathologische Veränderungen wie subunguale Hämorrhagien

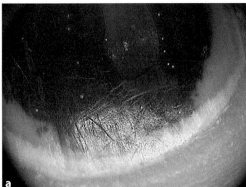

■ **Abb. 4.3a,b** Subunguales Hämatom **(a)** mit Darstellung der dunklen subungualen Spaltbildung und Lakunen (*Pfeil*) in der OCT **(b)**

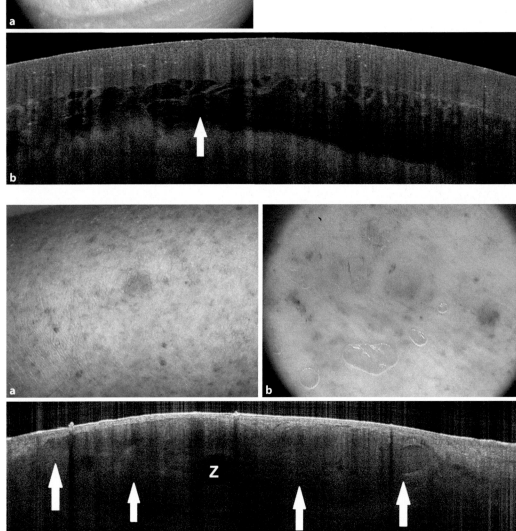

■ **Abb. 4.4a–c** Solid-zystisches BZK klinisch **(a)** und in der Dermatoskopie mit grau-glasigen Knötchen und Teleangiektasien **(b)**. In der OCT **(c)** sind unter einer verschmälerten Epidermis die grauen BZK-Knötchen (*Pfeil*) mit umgebendem dunklem Randsaum und schwarze runde zystische Anteile (Z) darstellbar

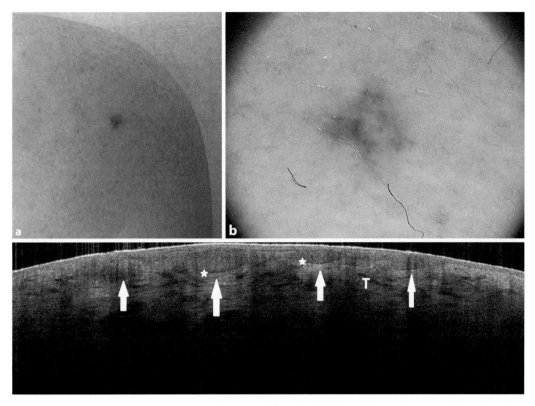

◘ Abb. 4.5a–c Klinisch **(a)** und dermatoskopisch **(b)** wenig auffälliges oberflächlich-multizentrisches BZK, welches sich in der OCT **(c)** als an der Epidermis aufgereihte graue rundliche Strukturen (*Pfeile*) mit dunklem Randsaum (*Stern*) darstellt, umgeben von hellem Bindegewebe und länglich-ovalären dunklen Strukturen den Teleangiektasien (T) entsprechend

lassen sich hier deutlich darstellen (◘ Abb. 4.3). Der Übergang zum proximalen Nagelfalz mit Nagelhäutchen zeigt sich als helle Umschlagfalte in der OCT (◘ Abb. 4.2). In der hochauflösenden OCT ist zwar die Nagelplatte, jedoch tiefere Schichten und Nagelbett nur eingeschränkt aufgrund der geringeren Eindringtiefe darstellbar.

4.2.2 Basalzellkarzinom

Die Darstellbarkeit von Basalzellkarzinomen (BZK) konnte bereits in mehreren Studien gezeigt werden. Dabei ließen sich in aktuellen Untersuchungen Sensitivitäten von 86–95 % und Spezifitäten von 75–90 % für die korrekte Erkennung von BZK mittels OCT nachweisen (Li et al. 2014; Ulrich et al. 2015). Typischerweise ist das solide BZK im vertikalen Schnittbild durch eine verschmälerte Epidermis mit darunterliegenden signalärmeren rund-ovalen Strukturen

gekennzeichnet, die wiederum häufig von einem dunkleren Randsaum umgeben sind. Runde signallose (schwarze) Areale sind vereinbar mit zystischen Anteilen wie bei dem abgebildeten solid-zystischen BZK (◘ Abb. 4.4). Nicht selten finden sich auch umgebende Teleangiektasien, die sich als längliche signalarme Strukturen darstellen (Gambichler et al. 2007b, 2013; Hinz et al. 2011a; Mogensen et al. 2009).

Oberflächlich-multizentrische BZK können differenzialdiagnostisch in der klinischen Abgrenzung zu aktinischen Keratosen oder Ekzemen Schwierigkeiten bereiten. In der OCT weisen superfizielle BZK häufig mehrere kleine aufgereihte signalärmere rundliche Strukturen mit dunklem Randsaum auf, die zum Teil mit der Epidermis in Verbindung stehen und so die Epidermis fokal zapfenartig verbreitert erscheinen lassen (◘ Abb. 4.5). Mittlerweile bietet sich in der konventionellen OCT auch die Möglichkeit einer schnellen Bilddarstellung im Horizontalbild (En-face-Mode), wo deutlich die hellen

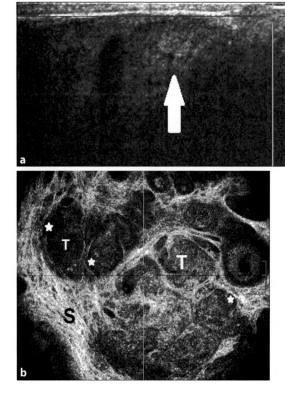

◘ **Abb. 4.6a,b** Noduläres BZK in der HD-OCT mit schmaler heller Epidermis im Slice-Modus **(a)** und nur wenig ange-deuteten Knoten (*Pfeile*). Im En-face-Modus **(b)** deutliche Darstellung der knospenartigen Tumorformationen mit hellgrauen Binnenanteilen (T), dunklerem Randsaum (*Stern*) und sehr signalreichem peritumoralem Stroma (S)

peritumoralen Stromazüge und die laterale Tumor-begrenzung gesehen werden können.

In der hochauflösenden (HD-)OCT stellen sich im vertikalen Slice-Modus ebenfalls die subepidermal ge-legenen Tumorknoten dar. Die Epidermis ist durch die darunterliegenden signalärmeren Tumoren verschmä-lert (◘ Abb. 4.6a). Im horizontalen En-Face-Modus zeigen sich die signalärmeren Tumorformationen häu-fig mit einem signalarmen dunklen Randsaum. Bei so-liden BZK lassen sich nicht selten in dieser Auflösung von 3 µm feine randständige radiäre Zeichnungen im Sinne einer Palisadenstellung der Zellkerne darstellen. Auch zeigen sich häufig intratumoral gelegene kleine helle Pünktchen, die in Anlehnung an die konfokale Laserscanmikroskopie vereinbar mit Entzündungszel-len sein können. Das sehr helle peritumorale Stroma umgibt die Tumorknötchen (◘ Abb. 4.6b) (Boone et al. 2012; Li et al. 2014; Maier et al. 2012a).

Die OCT bietet gerade bei der schnellen Erkennung von BZK einen zusätzlichen Informationsge-winn zur klinischen und dermatoskopischen Unter-suchung und kann in vielen Fällen hilfreich für die weitere therapeutische Planung sein. In einigen neu-eren Untersuchungen wurde die OCT auch zur prä- bzw. perioperativen Diagnostik von Tumorgrenzen bei BZK verwendet (Alawi et al. 2013; Maier et al. 2013).

❯ Die OCT eignet sich zur schnellen Erkennung von Basalzellkarzinomen und liefert einen zu-sätzlichen Informationsgewinn zur klinischen und dermatoskopischen Untersuchung.

4.2.3   Aktinische Keratosen

Im OCT zeigen AK eine Zerstörung der bei gesunder Haut vorliegenden Schichtung mit je nach Typ der AK einer verschmälerten oder verbreiterten Epidermis bei verbreitertem und unregelmäßigem Eingangssig-nal (◘ Abb. 4.7). In verschiedenen Studien wurden als weitere Charakteristika von AK die Unterbrechung des Eingangssignals, weiße Streifen und Punkte sowie ein dunkles Band im Stratum corneum beschrieben (Barton et al. 2003; Mogensen et al. 2009). Die der-moepidermale Junktionszone kann häufig auch auf Intaktheit hin mittels OCT beurteilt werden, sodass

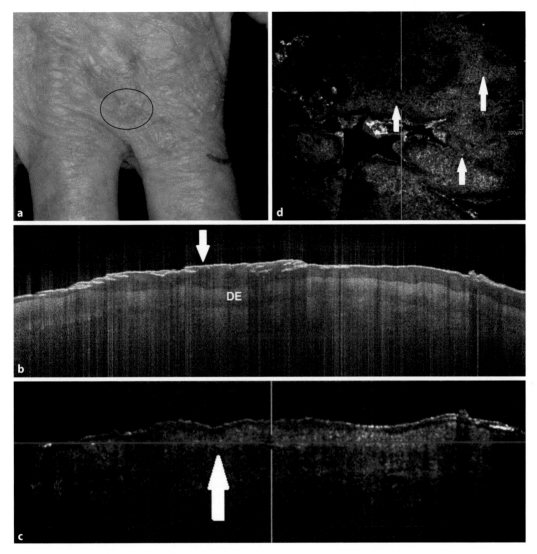

Abb. 4.7a–d Aktinische Keratose am Handrücken (**a**) mit Darstellung in der OCT als verbreitertes signalreiches Stratum corneum mit Hyperkeratose (*Pfeil*) und verbreiterter Epidermis (**b**). Vereinzelt Signalauslöschung unter der Hyperkeratose, jedoch sonst durchgehende Beurteilung der hier intakten dermoepidermalen Grenze (DE) möglich. In der HD-OCT im Slice-Modus (**c**) ebenso Verbreiterung und Unregelmäßigkeit der Schichtung (*Pfeil*) darstellbar, jedoch keine genaue Beurteilung zur Tiefe möglich. Im En-face-Modus auf Höhe der Epidermis Darstellung des unregelmäßigen Wabenmusters mit unterschiedlich großen dunklen und hellen Zellen (*Pfeile*) sowie verbreiterten Interzellularräumen (**d**)

auch beginnende Invasivität entdeckt werden kann. Mittels HD-OCT lassen sich im En-face-Modus aufgrund der höheren Auflösung auch zelluläre Veränderungen bei AK darstellen (◘ Abb. 4.7). Ähnlich wie in der konfokalen Laserscanmikroskopie zeigt sich bei AK im En-face-Modus eine Veränderung des regulären Wabenmusters wie z. B. eine Verbreiterung des Netzwerkes sowie unterschiedlich große Zellen mit

prominenten dunklen Zellkernen oder auch kleinere Zellen mit hellen Zellkernen, die im Vergleich zur Histologie gut vereinbar mit dyskeratotischen Zellen sind (Boone et al. 2013b; Maier et al. 2012b).

❯ Aktinische Keratosen können hervorragend mittels OCT dargestellt und im Verlauf unter Therapie kontrolliert werden.

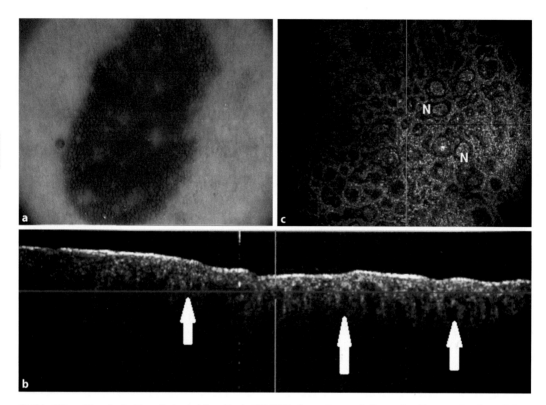

■ **Abb. 4.8a–c** Nävus in der Dermatoskopie (**a**) und in der HD-OCT mit prominenten hellen und verlängerten Papillen (*Pfeil*) im Slice-Modus (**b**) und im En-face-Modus mit angeschnittenem regelmäßigem Ringmuster und Nävusnestern (**c**)

4.2.4 Melanozytäre Läsionen

Die Beurteilung von melanozytären Läsionen ist mittels konventioneller OCT nicht ganz einfach. Nävi stellen sich meist durch eine verbreiterte Epidermis dar, nicht selten lassen sich elongierte Papillen erkennen. Die Abgrenzung zu Melanomen ist in der konventionellen OCT aufgrund der zu geringen Auflösung schwierig. In einer Arbeit von Gambichler et al. (2007c) konnten sogenannte „Eiszapfen"-Formationen vermehrt bei Melanomen beschrieben werden. Meist ist beim malignen Melanom im OCT auch die regelmäßige Papillomatose zerstört. Eine Abschätzung der Tumorbegrenzung zur Tiefe kann bei dünneren Melanomen möglich sein. Bei der Tumordickenbestimmung von dünnen Melanomen kann die OCT auch der hochfrequenten Sonographie an Genauigkeit überlegen sein (Hinz et al. 2011b). Aufgrund der höheren Auflösung bei der HD-OCT lassen sich hiermit vor allem im En-face-

Modus auch zelluläre Veränderungen bei melanozytären Läsionen beurteilen (■ Abb. 4.8). Kürzlich erschienene Untersuchungen zeigen im Vergleich mit der Histologie Veränderungen, die vermehrt bei malignen Melanomen auftreten. Dazu gehören eine Zerstörung der dermoepidermalen Junktionszone, eine unregelmäßige epidermale Anordnung, vergrößerte atypische Zellen in oberen Zelllagen und junktionale oder dermale Nester mit atypischen Zellen (■ Abb. 4.9) (Gambichler et al. 2014). Insgesamt zeigten sich jedoch in den Studien insbesondere bei dysplastischen Nävi und dünnen/In-situ-Melanomen hohe Fehlerraten in der Beurteilung (Gambichler et al. 2014), sodass derzeit der routinemäßige alleinige Einsatz von OCT zur Diagnostik von melanozytären Läsionen nicht empfohlen werden kann.

❯ Im HD-OCT lassen sich melanozytäre Läsionen genauer darstellen.

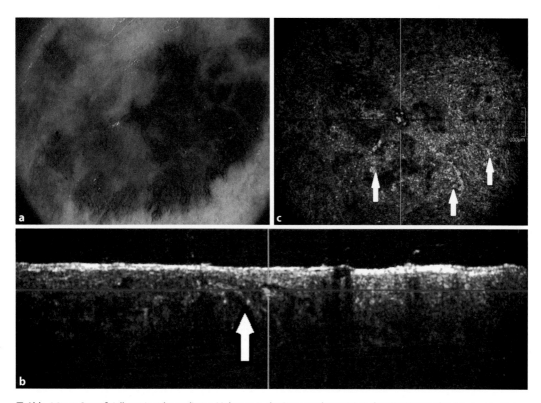

■ **Abb. 4.9a–c** Superfiziell-spreitendes malignes Melanom in der Dermatoskopie **(a)**. In der HD-OCT im Slice-Modus zerstörtes Papillenmuster (*Pfeil*) **(b)** und im En-face-Modus **(c)** viele helle große Zellen (*Pfeile*), zum Teil dendritische Ausläufer sowie erweiterte Gefäße, kein Papillenmuster mehr darstellbar

4.2.5 Nagelveränderungen

Aufgrund der guten Darstellbarkeit der Nagelplatte und des Nagelbettes in der konventionellen OCT lassen sich pathologische Veränderungen gut beurteilen. Häufig zeigen sich signalreiche striäre oder klumpige Anteile in der Nagelplatte bei Onychomykose, aber auch charakteristische Veränderungen bei Nagelpsoriasis wie Tüpfelnägel, Leukonychia oder Onycholyse lassen sich darstellen. Des Weiteren können subunguale Spaltbildungen, subunguale Hämatome (■ Abb. 4.3) und Verrucae gesehen werden, hier fehlen allerdings noch definitive Daten zur Beurteilung der Genauigkeit. In einer Vergleichsstudie zu verschiedenen diagnostischen Methoden bei Onychomykose zeigte die OCT zwar eine gute Sensitivität, jedoch eine deutlich schlechtere Spezifität als andere Methoden (Rothmund et al. 2013).

> ❯ Die Nagelplatte und ihre Veränderungen zeigen sich deutlich im konventionellen OCT.

4.2.6 Parasiteninfestation

In der OCT lassen sich verschiedene parasitäre Dermatosen nachweisen. Bei Skabiesbefall zeigen sich typischerweise die im Stratum corneum gelegenen Gänge und in der horizontalen Schnittebene im HD-OCT sind die Skabiesmilben als echoärmere rundliche inhomogene Strukturen mit hellen Binnenmustern darstellbar (■ Abb. 4.10) (Gambichler et al. 2011).

Bei einer Infestation mit Larva migrans lassen sich vor allem die Gänge der Larve in der Haut darstellen, aber insbesondere im Horizontalmodus können mit etwas Glück auch die Larven als zusammengeknäulte, unregelmäßig signalreiche

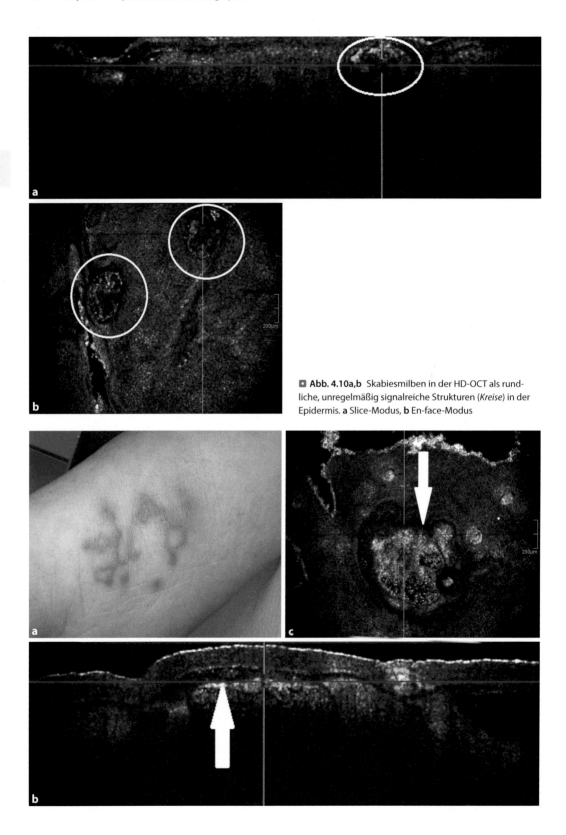

◼ **Abb. 4.10a,b** Skabiesmilben in der HD-OCT als rundliche, unregelmäßig signalreiche Strukturen (*Kreise*) in der Epidermis. **a** Slice-Modus, **b** En-face-Modus

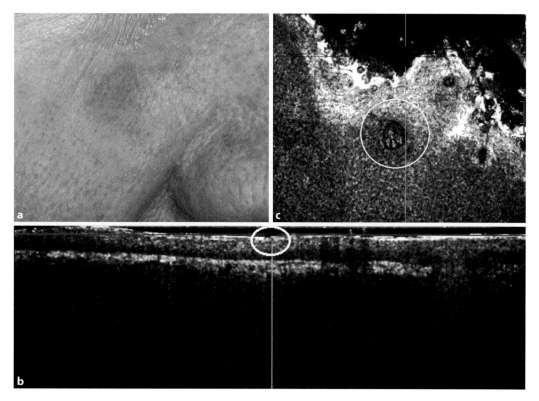

◨ Abb. 4.12a–c Demodex-Follikulitis im klinischen Bild (**a**). Im HD-OCT zeigen sich im Slice-Modus angedeutete signalreiche follikuläre Veränderungen (*Kreis*) (**b**), im En-face-Modus lassen sich die charakteristischen gruppierten, hellen runden Punkte im dunklen Follikel (*Kreis*) darstellen, die den Demodex-Milben entsprechen (**c**)

Strukturen nachgewiesen werden (Gambichler et al. 2011; Morsy et al. 2007, 2010; Welzel 2001) (◨ Abb. 4.11).

Auch noch kleinere Parasiten lassen sich vor allem im En-Face-Modus der HD-OCT entdecken. Im dunklen Haarfollikel fallen häufig gruppiert liegende helle, signalintensive runde Punkte auf, die einer Besiedlung mit Demodex-Milben entsprechen (◨ Abb. 4.12). Hier ermöglicht die OCT eine schnelle, nichtinvasive Sofortdiagnostik bei Verdacht auf Demodex-Follikulitis oder Demodex-aggravierte Dermatosen wie Rosazea oder periorale Dermatitis (Maier et al. 2012c).

> ❯ Demodex-Milben können mittels HD-OCT schnell und einfach nachgewiesen werden.

4.2.7 Entzündliche Dermatosen

Die Beurteilung von entzündlichen Dermatosen im OCT kann durchaus hilfreiche Informationen liefern, wenn es zum Beispiel um die Differenzierung zwischen Psoriasis und Ekzem oder um bullöse Dermatosen geht. Hierzu liegen bereits vereinzelt Beobachtungen vor. Die Lokalisation der Spaltbildung bei blasenbildenden Dermatosen wurde von Mogensen et al. (2008a) untersucht; im Randbereich der Blase können mitunter deutlich im OCT die subepidermalen versus intraepidermalen Blasen dargestellt werden.

Bei einer Kontaktdermatitis findet sich eine epidermale Verdickung häufig in Kombination mit signalarmen spongiotischen oder echoarmen Veränderungen, die einem Ödem entsprechen (Gam-

◨ Abb. 4.11a–c Larva-migrans-typische Veränderungen im klinischen Bild (**a**). In der HD-OCT zeigen sich im Slice-Modus die Gänge als subcorneale signalarme bandartige Strukturen (*Pfeil*) (**b**) und im En-face-Modus als rundliche Struktur mit hellen Binnensignalen (*Pfeil*) (**c**)

bichler et al. 2011; Welzel et al. 2003). In einer neueren Arbeit konnten mittels OCT Korrelationen zu Patch-Test-Reaktionen hergestellt werden und UV-bedingte Veränderungen mittels OCT im Verlauf beobachtet werden (Gambichler et al. 2005a, 2005b).

Die charakteristischen histologischen Veränderungen bei Psoriasis bilden sich zum Teil deutlich im OCT-Bild ab. So kann die Hyperparakeratose als verbreitertes unregelmäßiges sehr signalintensives und doppellagiges Eintrittssignal dargestellt werden. Meist zeigt sich auch die Papillomatose mit verlängerten signalreicheren Leisten und subepidermale dilatierte Blutgefäße bilden sich als echoarme länglich-ovaläre Strukturen ab (Morsy et al. 2010; Welzel et al. 2003).

Veränderungen bei Lupus erythematodes (LE) sind mittels OCT beschrieben worden und ließen sich mit histologischen Kriterien korrelieren, dennoch ist die Methode noch nicht spezifisch genug für die Differenzierung zu anderen entzündlichen Dermatosen (Gambichler et al. 2007a). Mittels HD-OCT wurden ebenfalls entzündliche Hautveränderungen wie Psoriasis und LE untersucht. Hier konnten aufgrund der höheren Auflösung charakteristische zelluläre Veränderungen beschrieben werden (Boone et al. 2013a).

> **Praxistipp**
>
> Optische Kohärenztomographie eignet sich für:
> - Schnelles Screening bei Feldkanzerisierung
> - Differenzierung aktinischer Keratosen von Basalzellkarzinomen
> - Nichtinvasives Therapiemonitoring bei nichtmelanozytärem Hautkrebs

4.2.8 Therapiemonitoring

Ein weiteres interessantes Einsatzgebiet für die OCT ist das Therapiemonitoring von nicht- oder minimalinvasiven topischen oder systemischen Therapien. Vor Jahren konnten bereits die Wirkungen topischer Externa an der Haut mittels OCT gezeigt werden (Welzel et al. 2004), und kürzlich wurden morphologische Veränderungen unter Lasertherapie und bei Wundheilung mittels OCT beobachtet (Sattler et al. 2013b). Ein großes Feld für das nichtinvasive Therapiemonitoring ist die Der-

mato-Onkologie. Zur Behandlung des hellen Hautkrebses und seiner Vorstufen stehen verschiedene nichtoperative Verfahren wie photodynamische Therapie (PDT), topische Immunmodulatoren und Zytostatika zur Verfügung oder auch die orale Gabe von Hedgehog-Inhibitoren beim BZK. Hier kann die OCT vor Therapie zur Diagnostik, Beurteilung der Ausdehnung und Wahl der optimalen Therapie eingesetzt werden, aber auch vor allem zur Erfolgskontrolle der eingesetzten Therapien, da häufig die klinische und dermatoskopische Beurteilung alleine nicht ausreichend ist. Gegenüber der Histologie, mit der sich lediglich ein kleiner Teil einer Läsion als Momentaufnahme exemplarisch beurteilen lässt, ermöglicht die OCT die wiederholte Nachuntersuchung der gesamten Läsion über einen beliebig langen Zeitraum.

Neuere Studien zeigen mittels OCT die charakteristischen Veränderungen von AK unter topischem Ingenolmebutat (Maier et al. 2014a) und nach PDT (Themstrup et al. 2013). Bei BZK konnten mittels OCT Therapiemonitoring und Erfolgskontrolle nach PDT (Themstrup et al. 2013), Imiquimod (Banzhaf et al. 2013) und systemischen Hedgehog-Inhibitoren beurteilt werden (Maier et al. 2014b).

> ❯ OCT eignet sich gut zum Therapiemonitoring bei nichtmelanozytärem Hautkrebs.

4.3 Ausblick

Die Kombination verschiedener anderer bildgebender Verfahren mit OCT-Geräten ist sicherlich eine sehr interessante Entwicklung. OCT-Geräte mit integrierter Dopplerfunktion zur Gefäßdarstellung bzw. zur Darstellung des Blutflusses existieren bereits und weitere Entwicklungen wie die sogenannte speckle variance OCT sollen zukünftig zusätzliche Informationen in der Beurteilung des Gefäßmusters von Tumoren, aber auch inflammatorischer Hauterkrankungen bieten.

Die Kombination eines handlichen tragbaren OCT-Gerätes mit integrierter Dermatoskopfunktion wird in Kürze von verschiedenen Herstellern erwartet und bietet möglicherweise eine weitere Verbesserung und Beschleunigung der Arbeitsschritte.

Literatur

Alawi SA, Kuck M, Wahrlich C, Batz S, McKenzie G, Fluhr JW et al (2013) Optical coherence tomography for presurgical margin assessment of non-melanoma skin cancer – a practical approach. Exp Dermatol 22:547–551

Banzhaf CA, Themstrup L, Ring HC, Mogensen M, Jemec GB (2014) Optical coherence tomography imaging of non-melanoma skin cancer undergoing imiquimod therapy. Skin Res Technol 20:170–176

Barton JK, Gossage KW, Xu W, Ranger-Moore JR, Saboda K, Brooks CA et al (2003) Investigating sun-damaged skin and actinic keratosis with optical coherence tomography: a pilot study. Technol Cancer Res Treat 2:525–535

Boone M, Norrenberg S, Jemec G, Del Marmol V (2013a) High-definition optical coherence tomography: adapted algorithmic method for pattern analysis of inflammatory skin diseases: a pilot study. Arch Dermatol Res 305:283–297

Boone MA, Norrenberg S, Jemec GB, Del Marmol V (2012) Imaging of basal cell carcinoma by high-definition optical coherence tomography: histomorphological correlation. A pilot study. Br J Dermatol 167:856–864

Boone MA, Norrenberg S, Jemec GB, Del Marmol V (2013b) Imaging actinic keratosis by high-definition optical coherence tomography. Histomorphologic correlation: a pilot study. Exp Dermatol 22:93–97

Gambichler T, Hyun J, Moussa G, Tomi NS, Boms S, Altmeyer P et al (2007a) Optical coherence tomography of cutaneous lupus erythematosus correlates with histopathology. Lupus 16:35–38

Gambichler T, Jaedicke V, Terras S (2011) Optical coherence tomography in dermatology: technical and clinical aspects. Arch Dermatol Res 303(7):457–473

Gambichler T, Kunzlberger B, Paech V, Kreuter A, Boms S, Bader A et al (2005a) UVA1 and UVB irradiated skin investigated by optical coherence tomography in vivo: a preliminary study. Clin Exp Dermatol 30:79–82

Gambichler T, Moussa G, Sand M, Sand D, Orlikov A, Altmeyer P et al (2005b) Correlation between clinical scoring of allergic patch test reactions and optical coherence tomography. J Biomed Opt 10:064030

Gambichler T, Orlikov A, Vasa R, Moussa G, Hoffmann K, Stucker M et al (2007b) In vivo optical coherence tomography of basal cell carcinoma. J Dermatol Sci 45:167–173

Gambichler T, Plura I, Kampilafkos P, Valavanis K, Sand M, Bechara FG et al (2013) Histopathological correlates of basal cell carcinoma in the slice and en face imaging modes of high-definition optical coherence tomography. Br J Dermatol 170:1358–1361

Gambichler T, Regeniter P, Bechara FG, Orlikov A, Vasa R, Moussa G et al (2007c) Characterization of benign and malignant melanocytic skin lesions using optical coherence tomography in vivo. J Am Acad Dermatol 57:629–637

Gambichler T, Schmid-Wendtner MH, Plura I, Kampilafkos P, Stucker M, Berking C et al (2015) A multicentre pilot study investigating high-definition optical coherence tomography in the differentiation of cutaneous melanoma and melanocytic naevi. J Eur Acad Dermatol Venereol 29:537–541

Gambichler TPI, Schmid-Wendtner M, Valavanis K, Kulichova D, Stuecker M, Pljacic A, Berking C, Maier T (2015) High-definition optical coherence tomography of melanocytic skin lesions. J Biophotonics 8:681–686

Hinz T, Ehler LK, Hornung T, Voth H, Fortmeier I, Maier T et al (2011a) Preoperative characterization of basal cell carcinoma comparing tumour thickness measurement by optical coherence tomography, 20-MHz ultrasound and histopathology. Acta Derm Venereol 92:132–137

Hinz T, Ehler LK, Voth H, Fortmeier I, Hoeller T, Hornung T et al (2011b) Assessment of tumor thickness in melanocytic skin lesions: comparison of optical coherence tomography, 20-MHz ultrasound and histopathology. Dermatology 223:161–168

Li G, Tietze JK, Tao X, Kulichova D, Ruzicka T, Berking C, Maier T (2014) High-definition optical coherence tomography in the diagnosis of basal cell carcinoma evaluated by an experienced versus inexperienced investigator. J Clin Exp Dermatol Res 5:4

Maier T, Braun-Falco M, Hinz T, Schmid-Wendtner MH, Ruzicka T, Berking C (2012a) Morphology of basal cell carcinoma in high definition optical coherence tomography: en-face and slice imaging mode, and comparison with histology. J Eur Acad Dermatol Venereol 27:e97–e104

Maier T, Braun-Falco M, Laubender RP, Ruzicka T, Berking C (2012b) Actinic keratosis in the en-face and slice imaging mode of high-definition optical coherence tomography and comparison with histology. Br J Dermatol 168:120–128

Maier T, Cekovic D, Ruzicka T, Sattler E, Berking C (2015) Treatment monitoring of topical ingenol mebutate in actinic keratoses with the combination of optical coherence tomography and reflectance confocal microscopy: a case series. Br J Dermatol 172:816–818

Maier T, Kulichova D, Ruzicka T, Berking C (2014) Noninvasive monitoring of basal cell carcinomas treated with systemic hedgehog inhibitors: pseudocysts as a sign of tumor regression. J Am Acad Dermatol 71:725–730

Maier T, Kulichova D, Ruzicka T, Kunte C, Berking C (2013) Ex vivo high-definition optical coherence tomography of basal cell carcinoma compared to frozen-section histology in micrographic surgery: a pilot study. J Eur Acad Dermatol Venereol 28:80–85

Maier T, Sattler E, Braun-Falco M, Ruzicka T, Berking C (2012c) High-definition optical coherence tomography for the in vivo detection of demodex mites. Dermatology 225:271–276

Mogensen M, Joergensen TM, Nurnberg BM, Morsy HA, Thomsen JB, Thrane L et al (2009) Assessment of optical coherence tomography imaging in the diagnosis of non-melanoma skin cancer and benign lesions versus normal skin: observer-blinded evaluation by dermatologists and pathologists. Dermatol Surg 35:965–972

Mogensen M, Morsy HA, Nurnberg BM, Jemec GB (2008a) Optical coherence tomography imaging of bullous diseases. J Eur Acad Dermatol Venereol 22:1458–1464

Mogensen M, Morsy HA, Thrane L, Jemec GB (2008b) Morphology and epidermal thickness of normal skin imaged by optical coherence tomography. Dermatology 217:14–20

Morsy H, Kamp S, Thrane L, Behrendt N, Saunder B, Zayan H et al (2010) Optical coherence tomography imaging of psoriasis vulgaris: correlation with histology and disease severity. Arch Dermatol Res 302:105–111

Morsy H, Mogensen M, Thomsen J, Thrane L, Andersen PE, Jemec GB (2007) Imaging of cutaneous larva migrans by optical coherence tomography. Travel Med Infect Dis 5:243–246

Rothmund G, Sattler EC, Kaestle R, Fischer C, Haas CJ, Starz H et al (2013) Confocal laser scanning microscopy as a new valuable tool in the diagnosis of onychomycosis – comparison of six diagnostic methods. Mycoses 56:47–55

Sattler E, Kastle R, Welzel J (2013a) Optical coherence tomography in dermatology. J Biomed Opt 18:061224

Sattler EC, Poloczek K, Kastle R, Welzel J (2013b) Confocal laser scanning microscopy and optical coherence tomography for the evaluation of the kinetics and quantification of wound healing after fractional laser therapy. J Am Acad Dermatol 69:e165–e173

Themstrup L, Banzhaf CA, Mogensen M, Jemec GB (2013) Optical coherence tomography imaging of non-melanoma skin cancer undergoing photodynamic therapy reveals subclinical residual lesions. Photodiagnosis Photodyn Ther pii: S1572–1000(13):00146-4 doi:10.1016/j.pdpdt.2013.11.003

Ulrich M, Maier T, Kurzen H, Dirschka T, Kellner C et al (2015) The sensitivity and specificity of optical coherence tomography for the diagnosis of basal cell carcinoma. Br J Dermatol 173:428–435

von Braunmühl T, Welzel J (2015) Noninvasive diagnostic imaging in dermatology. Hautarzt 66:492

Welzel J (2001) Optical coherence tomography in dermatology: a review. Skin Res Technol 7:1–9

Welzel J (2010) Optical coherence tomography. Hautarzt 61:416–420

Welzel J, Bruhns M, Wolff HH (2003) Optical coherence tomography in contact dermatitis and psoriasis. Arch Dermatol Res 295:50–55

Welzel J, Reinhardt C, Lankenau E, Winter C, Wolff HH (2004) Changes in function and morphology of normal human skin: evaluation using optical coherence tomography. Br J Dermatol 150:220–225

Multiphotonentomographie

M. Zieger, S. Springer, M. J. Koehler, M. Kaatz

J. Welzel, E.C. Sattler (Hrsg.), *Nichtinvasive physikalische Diagnostik in der Dermatologie*,
DOI 10.1007/978-3-662-46389-5_5, © Springer-Verlag Berlin Heidelberg 2016

Die Multiphotonentomographie (MPT) respektive Multiphotonenmikroskopie hat in den letzten Jahren eine zunehmende Bedeutung als nichtinvasive Untersuchungsmethode in der Dermatologie erfahren. Für die Bildgebung mit Hilfe der MPT können natürliche, in der Haut vorkommende, biogene Fluorophore wie NAD(P)H, Elastin oder Kollagen durch zwei oder mehr Photonen geringer Energie spezifisch angeregt und deren Autofluoreszenz gemessen werden. Daneben kann der Effekt einer Induktion der Frequenzverdopplung („second harmonic generation") bestimmter Moleküle für die Bildgebung genutzt werden. Insbesondere das Fasernetzwerk der Dermis lässt sich über diesen Weg differenzieren. Damit ist es möglich, auf eine zusätzliche Fluoreszenzmarkierung der Gewebe zu verzichten – mit entscheidenden Vorteilen für die Beurteilung von Hautveränderungen in vivo. Das Verfahren wird gegenwärtig noch vor allem in der biomedizinischen Forschung, zunehmend aber auch in der klinischen Diagnostik zur morphologischen Beurteilung von Zellverbänden und Geweben eingesetzt. Durch die MPT wird eine „optische Biopsie" bis in Tiefen von 200 µm ermöglicht, die zelluläre und extrazelluläre Strukturen mit subzellulärer Auflösung darstellt.

Das Verfahren kann zusätzlich mit der Bestimmung der Fluoreszenzlebensdauer angeregter Fluorophore, die von deren Mikroumgebung beeinflusst wird, kombiniert werden. Damit ergeben sich ergänzende Informationen über energetische Zustände, die über Anregungsprofile von Zellen und ihren Metabolismus Auskunft geben.

5.1   Technik

5.1.1   Historie

Durch Maria Goeppert-Mayer wurde das Prinzip der Fluoreszenzanregung eines Moleküls durch mehrere Photonen bereits vor über 80 Jahren theoretisch beschrieben und vorausgesagt (Goeppert-Mayer 1931). Erst 30 Jahre später sind mit der Entwicklung der Lasertechnologie die Voraussetzungen geschaffen worden, um die theoretischen Vorhersagen auch experimentell überprüfen zu können.

Diese Bestätigung gelang Kaiser und Garrett im Jahr 1961 (Kaiser und Garrett 1961). Darüber hinaus konnte der Effekt der Frequenzverdopplung („second harmonic generation", SHG) bereits kurz nach der Entwicklung des Lasers im Experiment bewiesen werden. Bereits in den 1970er Jahren wurde die SHG im Rahmen mikroskopischer Untersuchungen gemessen und visualisiert (Gannaway und Sheppard 1978; Hellwarth und Christensen 1974). Die Messung der Fluoreszenzabklingzeiten zur Untersuchung von Stoffwechselvorgängen gelang erstmals Ende der 1980er Jahre und wurde seitdem intensiv weiterentwickelt (Bugiel et al. 1989; König und Wabnitz 1990). Die praktische Nutzung der Multiphotonen-Lasermikroskopie geht auf Denk et al. (1990) zurück, dem es 1990 gelang, einen funktionstüchtigen Geräteaufbau auf dieser Basis zu konfigurieren.

Auf diesen Grundlagen beruhend ist es gelungen, die Multiphotonentomographie zu einem nichtinvasiven bildgebenden System zu entwickeln, das zur In-vivo-Untersuchung morphologischer Strukturen, transkutaner Transportkinetiken und metabolischer Prozesse geeignet ist.

5.1.2   Zwei- oder Multiphotonen-Fluoreszenzanregung

Während bei der Einphotonen-Fluoreszenzanregung das Fluorophor durch Absorption eines Photons geeigneter Energie angeregt wird, tragen bei der Multiphotonen-Fluoreszenzanregung entsprechend zwei oder mehr langwellige Photonen zur Anregung bei (◻ Abb. 5.1). Die zwei oder mehr Photonen müssen dabei über eine Energie verfügen, die ausreicht, das Fluorophor in einen angeregten Zustand zu versetzen. So kann beispielsweise eine Fluoreszenzanregung durch einen Lichtquant der Wellenlänge λ1 oder durch zwei Photonen der Wellenlänge λ2 erfolgen; dabei gilt:

Einphotonen-Fluoreszenzanregung:
$E1 = h*c/\lambda 1$

Zweiphotonen-Fluoreszenzanregung:
$E1 = 2*E2 = 2*h*c/\lambda 2 \rightarrow \lambda 1 = \lambda 2/2$

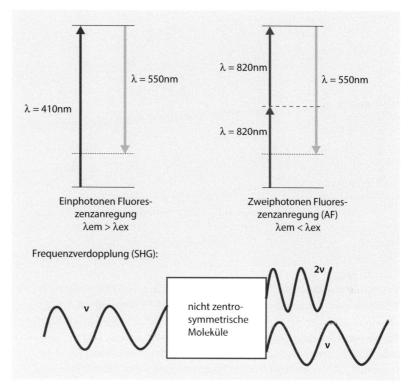

Abb. 5.1 Prinzip der Einphotonen- und Zweiphotonen-Fluoreszenzanregung sowie des SHG-Effektes (aus Zieger et al. 2015; Kaatz und König 2010)

Zur Fluoreszenzanregung eignet sich vor allem langwellige Strahlung des nahen Infrarotbereiches. Im Gegensatz zur konventionellen Einphotonen-Fluoreszenztechnik tritt hierbei keine Gewebeschädigung durch Anregung mit UV-Licht auf. Außerdem bietet Infrarotlicht eine im Vergleich zu kurzwelligerem Licht erhöhte Eindringtiefe in biologische Gewebe („optisches Fenster") (Sordillo et al. 2014).

Ein Fluorophor verbleibt nach der Absorption der Photonen für eine kurze Zeitspanne (Nanosekunden) im angeregten Zustand, bevor es unter Emission eines Lichtquants und ggf. durch weitere strahlungslose Übergänge in den Grundzustand zurückkehrt. Die mittlere Verweildauer eines Fluorophors im angeregten Zustand wird dabei als die Fluoreszenzlebensdauer τ bezeichnet. Diese ist von der Mikroumgebung des Fluorophors abhängig und kann unter anderem zur Untersuchung metabolischer Prozesse genutzt werden.

Das emittierte Licht ist im Gegensatz zur Einphotonen-Fluoreszenzanregung kurzwelliger und damit energiereicher als das Anregungslicht. Eine Detektion des Fluoreszenzlichtes ist durch Auswahl geeigneter Filtersysteme möglich. Die Aus-

lösung der Multiphotonenprozesse erfordert hohe Photonenflussdichten, für die hohe Laserleistungen notwendig sind. Um gleichzeitig Gewebeschäden zu vermeiden, werden kurze Pulse statt konstanter Laserstrahlung eingesetzt, da hierdurch niedrigere mittlere Energiedichten im Gewebe erreicht werden (Goeppert-Mayer 1931; Kaatz und König 2010). Die auf den Puls folgenden Pulspausen im Nanosekundenbereich ermöglichen eine Abkühlung des Gewebes und verhindern damit eine Zellschädigung.

5.1.3 Frequenzverdopplung

Unter bestimmten Bedingungen kann es beim Durchgang elektromagnetischer Strahlung durch Gewebe aufgrund periodischer Ladungsverschiebungen zur Entstehung von harmonischen Verdopplungen der eingestrahlten Frequenz kommen. Im Fall der Frequenzverdopplung spricht man von „second harmonic generation" (SHG) (**Abb. 5.1**). Eine Voraussetzung für die Induktion von SHG ist das Vorhandensein nichtzentrosymmetrischer Molekülstrukturen, wie sie beispielsweise reife

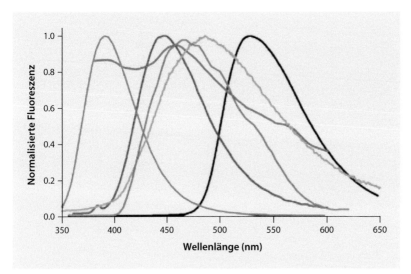

◘ **Abb. 5.2** Emissionsspektren fluoreszierender Biomoleküle. Retinol (*gelb*), Riboflavin (*schwarz*), NADH (*grün*), Pyridoxin (*grau*), Folsäure (*rot*), Cholecalciferol (*blau*). (Mod. nach Zipfel et al. 2003; Kaatz und König 2010)

Kollagenfasern aufweisen (Friedl et al. 2007). Dem Phänomen der Frequenzverdopplung liegt ein anderes physikalisches Prinzip zugrunde als der Multiphotonen-Fluoreszenzanregung. Der Effekt kann jedoch unter ähnlichen Bedingungen im Fokusvolumen eines Lasers erfasst werden, sodass parallel zur Multiphotonenfluoreszenz auch die SHG untersucht werden kann.

Über die Induktion der Frequenzverdopplung kann daher in einem gesonderten Messkanal parallel zur Multiphotonentomographie eine zusätzliche Bildinformation gewonnen werden, die zur Detektion von kollagenen Fasernetzwerken genutzt werden kann. Gleichzeitig kann die Stärke des Signals auch für semiquantitative Analysen geeigneter Strukturen und Gewebe herangezogen werden.

5.1.4 Endogene Fluorophore

Endogene Fluorophore lassen sich in allen Geweben nachweisen, unter anderem auch in humaner Haut (◘ Tab. 5.1). Als Target der Photonenanregung ermöglichen diese Fluorophore die Darstellung von Geweben in vivo ohne zusätzliche Markierung mit Fluoreszenzfarbstoffen. Obwohl sich die Fluoreszenzspektren (Emissionsspektren) vieler endogener Fluorophore deutlich überlagern (◘ Abb. 5.2), wird eine Differenzierung spezifischer endogener Fluorophore durch die Wahl einer geeigneten Wellenlänge möglich, bei der das jeweilige Fluorophor

besonders effektiv zur Fluoreszenz angeregt werden kann (◘ Tab. 5.1).

Zu den wichtigsten endogenen Fluorophoren in der humanen Haut zählen die Nicotinsäure-Derivate NADH und NADPH. Während sie in oxidierter Form (NAD^+ und $NADP^+$) nicht fluoreszieren, tragen die reduzierten Formen NADH und NADPH wesentlich zur Fluoreszenz bei (König 2000; Masters et al. 1997, 1998). NAD^+/NADH und $NADP^+$/NADPH sind wichtige Koenzyme der Atmungskette, die an zahlreichen Redoxreaktionen der Zelle beteiligt und vorwiegend in den Mitochondrien lokalisiert sind. Diese Koenzyme stellen damit wichtige Indikatoren des Zellmetabolismus dar. Zusätzlich bietet die Bestimmung der Fluoreszenzlebensdauer eine Information über das Verhältnis von freiem und an Protein gebundenem NAD(P)H (frei: ca. 400 ps; gebunden: > 2000 ps) (Bird et al. 2005; König 2008; Sanchez et al. 2010). Die Veränderungen der Fluoreszenzlebensdauer können dabei mit dem metabolischen Status korreliert (Bird et al. 2005; Sanchez et al. 2010) und zur Differenzierung zwischen normalen und neoplastischen bzw. aktivierten Zellen genutzt werden (Conklin et al. 2009; Sanchez et al. 2010; Skala et al. 2007a, 2007b).

Zwei für die humane Haut relevante Pigmente, das Melanin und das Lipofuszin, sind ebenfalls aufgrund ihrer Fluoreszenzeigenschaften der Untersuchung mit Hilfe der MPT zugänglich (◘ Tab. 5.1) (Kaatz und König 2010). Lipofuszin, ein Nebenprodukt des Fettstoffwechsels, wird im Laufe des Lebens

◩ **Tab. 5.1** Anregungungswellenlänge und Maximum der Emissionsbanden endogener Fluorophore nach Einphotonen- bzw. Zweiphotonen-Anregung. (Nach Kaatz und König 2010)

Fluorophor	Anregungswellenlänge (nm)	Emissionsmaximum (nm)	Anregung	Referenz
Elastin	300–340	420–460	Einphotonen	König und Schneckenburger 1994
Elastin	740	480	Zweiphotonen	Zipfel et al. 2003
Flavoproteine	430–500	520–590	Einphotonen	Reinert et al. 2004
Flavoproteine	730	525	Zweiphotonen	Huang et al. 2002
Kollagen	300–340	420–460	Einphotonen	König und Schneckenburger 1994
Kollagen	750, 730	525	Zweiphotonen	Zoumi et al. 2002
Lipofuszin	364	555	Einphotonen	Marmorstein et al. 2002
Melanin (oxid.)	480	540	Einphotonen	Kayatz et al. 2001
Melanin	800	550	Zweiphotonen	Teuchner et al. 2003
NADH	355	470	Einphotonen	Lakowicz et al. 1992
NADH	730	470	Zweiphotonen	Huang et al. 2002
NADPH	340	470	Einphotonen	König und Schneckenburger 1994
NADPH	730	460	Zweiphotonen	Masters et al. 1999
Porphyrine	407	600, 620, 640	Einphotonen	König et al. 1995
Tryptophan	285	330	Einphotonen	Gryczynski et al. 1996
Tryptophan	570	330	Zweiphotonen	Gryczynski et al. 1996

akkumuliert und bildet damit einen Indikator für die Hautalterung. Als Melanin werden verschiedene Pigmente zusammengefasst, die sich hinsichtlich ihrer Färbung unterscheiden. Beim Menschen werden von den Melanozyten das braun-schwarze Eumelanin und das gelb-rote Phäomelanin synthetisiert, deren Mischungsverhältnis die Färbung von Augen, Haaren und Haut bedingt. Der Melaningehalt der Haut bestimmt den individuellen UV-Schutz und den Hauttyp des Menschen. Die Melaninsynthese kann dabei durch physikalische Reize (UV-Strahlung), hormonelle Steuerung und Entzündungsprozesse beeinflusst werden (Dimitrow et al. 2009a; Kaatz und König 2010) und ist zudem genetisch vorbestimmt.

Weitere wichtige Fluorophore stellen die Strukturproteine Keratin, Elastin und Kollagen dar. Keratinfilamente sind an der Bildung des eukaryotischen Zytoskeletts beteiligt und wichtiger Bestandteil der epidermalen Hornschicht ebenso wie von Haaren und Nägeln. Elastin und Kollagen sind extrazelluläre, fluoreszierende dermale Matrixproteine. Während Elastin eine starke Autofluoreszenz (AF) zeigt, kann an reifen kollagenen Fasern das Phänomen der Frequenzverdopplung (SHG) beobachtet werden. Die von der Haut emittierten Photonen können entsprechend nach Autofluoreszenz und SHG getrennt über die Filterwahl beobachtet werden (Zoumi et al. 2002). Damit gelingen eine selektive Darstellung der beiden Faserqualitäten und zusätzlich eine semiquantitative Erfassung.

5.2   Indikationen

5.2.1   Multiphotonentomographie in der Dermatologie

Multiphotonentomographen für Untersuchungen in und ex vivo

Ausgehend von der konventionellen Multiphotonenmikroskopie (Denk et al. 1990) wurde das Verfahren zur Multiphotonentomographie weiterentwickelt (König und Riemann 2003).

❯ Die MPT ermöglicht eine dreidimensionale Bildgebung mit subzellulärer Auflösung und hohem Kontrast bis in eine Gewebetiefe von etwa 200 μm. Sie ist sowohl für grundlegende wissenschaftliche Untersuchungen an exzidiertem Gewebe (ex vivo) als auch für Messungen am lebenden Objekt (in vivo) geeignet.

Für die Untersuchung humaner Haut in vivo stehen heute moderne Multiphotonentomographen mit durchstimmbaren Lasersystemen zur Generierung von Anregungswellenlängen zwischen 700 und 1000 nm bei Pulsdauern < 100 fs zur Verfügung (❑ Abb. 5.3).

Diese Tomographiesysteme verfügen neben piezogetriebenen Optiken, schnellen PMT (Photo Multiplier Tube)-Detektormodulen und einer Kontrolleinheit über einen Femtosekundenlaser zur Fluoreszenzanregung und zur SHG-Induktion. Die Anregungswellenlänge ist mit einer Genauigkeit von ±1 nm einstellbar. Aufgrund der Kapselung des verwendeten Lasers entspricht das System der Laserschutzklasse 1 M der europäischen Laserschutzverordnung (König 2008; König et al. 2011).

Patienten werden für eine Untersuchung auf einer Liege so gelagert, dass keine Schwingungsartefakte oder Erschütterungen die Messung beeinträchtigen (❑ Abb. 5.3a). Ein ringförmiges Koppelstück aus Metall mit einem zentral eingefassten Deckgläschen (Dicke 170 μm) wird auf dem Untersuchungsareal mit Hilfe eines Kleberinges fixiert. Zur Senkung von Oberflächenreflexionen werden Immersionsflüssigkeiten verwendet, sowohl zwischen Deckglas und Haut (Wasser) als auch zwischen Deckglas und Objektiv (Öl). Durch den Einsatz von schwenkbaren Optiken bzw. durch bewegliche Handsonden (❑ Abb. 5.3a, b) kann das Objektiv auf dem Untersuchungsareal platziert und magnetisch an das aufgeklebte Koppelstück angedockt werden. Während der Messungen bildet die Umgebungsbeleuchtung einen Störfaktor. Das Untersuchungsareal muss deshalb abgedunkelt werden.

Die genaue Position des Objektivs zum Messareal kann in alle drei Raumrichtungen mechanisch eingerichtet werden. Der erzeugte Laserstrahl wird zeilenweise über die Probe geführt und scannt diese in der Fokusebene ab. Die jeweils emittierten Lichtquanten werden durch einen Strahlteiler aufgetrennt und nach Passieren eines entsprechenden Bandpassfilters zur Analyse an die Detektormodule geleitet. Die gemessenen Daten werden anschließend durch die Analysensoftware zu einem Bild der Fokusebene zusammengesetzt. Durch vertikale Verschiebung der Fokusebene mit Schrittweiten im μm-Bereich bis in ca. 200 μm Tiefe können dadurch Bildstapel generiert werden, die eine dreidimensionale Einschätzung erlauben („optische Biopsie") (König et al. 2011).

❯ Im Gegensatz zur vertikalen Schnittebene in der Histologie, Sonographie oder der optischen Kohärenztomographie werden mittels MPT wie bei der konfokalen Lasermikroskopie horizontale, oberflächenparallele Schichtbilder erzeugt (❑ Abb. 5.4).

Mit Hilfe eines Rechners und entsprechender Software können diese Schnitte anschließend zu einem Stapel für die räumliche Betrachtung zusammengesetzt werden.

Risikoabschätzung einer Gewebeschädigung durch die Multiphotonentomographie

Bei den heute auf dem Markt befindlichen MPT-Geräten handelt es sich um CE-zertifizierte medizinische Geräte, von denen bei bestimmungsgemäßem Umgang nur ein geringes Schädigungspotenzial für die Patienten ausgeht. Der Arbeitsbereich des eingesetzten Lasersystems (Laserschutzklasse 1M) bei den zugelassenen Multiphotonentomographen (❑ Abb. 5.3) beträgt bei klinischen Anwendungen etwa 200 μm, was eine Gefährdung des Auges von Untersucher und Patient verhindert (König et al. 2011).

Die Zellschädigung im untersuchten Gewebe durch den Einsatz von Lasern ist von der Laserleistung und der Bestrahlungsdauer abhängig. Bei Verwendung von langwelligen fs-Pulslasern können thermische Effekte durch die Möglichkeit zur Wärmeabgabe während der Pulspausen weitgehend reduziert werden. Durch das benutzte langwellige Anregungslicht werden direkte DNA-Schäden vermieden (Fischer et al. 2008). Jedoch werden durch die Autofluoreszenz bzw. SHG kurzwellige Lichtquanten direkt im Gewebe emittiert, die schädigend wirken können. Aufgrund der abstandsabhängigen

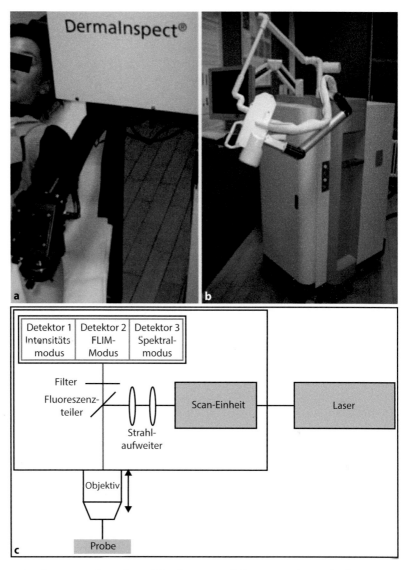

Abb. 5.3a–c Multiphotonentomographen. **a** DermaInspect (JenLab GmbH, Jena) mit Schwenkarm, **b** MPTflex (JenLab GmbH, Jena) mit beweglicher Handsonde, **c** schematischer Aufbau (aus Zieger et al. 2015; Kaatz und König 2010)

quadratischen Intensitätsabnahme werden die erforderlichen Photonenflussdichten allerdings nur innerhalb eines sehr kleinen Volumens im Laserfokus (Fokusvolumen) erreicht (🔲 Abb. 5.5). Im Vergleich mit der konventionellen Einphotonen-Anregung entsteht bei der Multiphotonen-Fluoreszenzanregung, ebenso wie bei der SHG, außerhalb des Fokusvolumens kein zusätzlicher, großvolumiger Anregungslichtkegel (🔲 Abb. 5.5). Photobleachingeffekte und Zellschädigungen sind hierdurch bei der MPT deutlich reduziert. Zusätzlich wird für In-vivo-Untersuchungen am Patienten die Laserleistung auf maximal 50 mW begrenzt.

Dies basiert auf dosimetrischen Abschätzungen zur DNA-Schädigung von Fischer et al. (2008), bei denen der Einfluss verschiedener Laserbestrahlungsregime auf humane Hautbiopsien (Hauttyp II und III) untersucht wurde. Dabei wurden bei einer Wellenlänge von 750 nm Laserleistungen zwischen 2 mW und 60 mW eingesetzt und die Bildung von Cyclobutan-Pyrimidin-Dimeren (CPD) immunhistologisch quantifiziert (biologische Dosimetrie) und mit den Effekten durch eine UV-Bestrahlung verglichen (Fischer et al. 2008). Mit der höchsten Laserleistung (60 mW) wurde von Fischer et al. (2008) beim verwendeten Bestrahlungsregime die

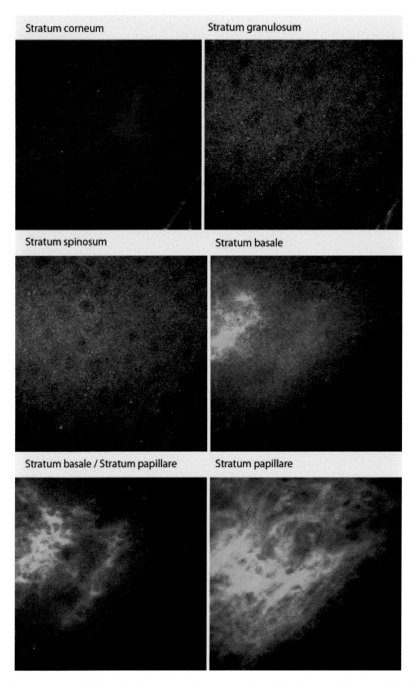

◘ **Abb. 5.4** Darstellung der verschiedenen Hautschichten gesunder Haut. *rot* Autofluoreszenz, *grün* SHG. (aus Zieger et al. 2015)

Bildung von CPD ermittelt, die einer UV-Bestrahlung von 0,6 MED (minimale Erythemdosis) vergleichbar war. Die Untersuchung eines Patienten mit der MPT führt demzufolge im Messareal zu einer Belastung, die noch unterhalb der konventionellen UV-Strahlung durch das Sonnenlicht liegt (Fischer et al. 2008). Für die Übertragbarkeit der durch Fischer et al. gewonnenen Daten muss neben der eingesetzten Laserleistung zusätzlich die Belichtungsdauer für die Bilderzeugung pro Messpunkt sowie die Pulsdauer des verwendeten Lasersystems berücksichtigt werden.

Morphologie und Physiologie der Haut

- **Epidermis**

Vor einer Differenzierung von entzündlichen Dermatosen bzw. Tumoren der Haut wurde die physiologische Darstellung der Epidermis und der oberen Dermisschichten in der Multiphotonentomographie mit dem histologischen Bild verglichen. Dabei lassen sich viele morphologische Gemeinsamkeiten im Vergleich zum Goldstandard in der Untersuchung des Hautorgans nachweisen.

> Der Keratinozyt, als führende Zellart in der Epidermis, lässt sich durch die horizontale Bildgebung schichtweise von der teilungsfähigen basalen Zelle bis zu seiner Umwandlung zur kernlosen Hornlamelle nachverfolgen. Insbesondere Kern und Plasma sind gut voneinander zu unterscheiden und können in ihrer Relation zueinander auch zur Differenzierung pathologischer Zustände herangezogen werden.

Die Signalstärke wird überwiegend durch die Autofluoreszenz der enthaltenen biogenen Fluorophore, so etwa durch den Keratin- und Melaningehalt, ferner durch den Aktivierungsgrad der Zelle bestimmt (◘ Abb. 5.5).

Neben Keratinozyten lassen sich mit Hilfe der MPT auch andere Zellarten differenzieren. Melanozyten erscheinen in der normalen Haut ausschließlich in der Basalzellschicht und sind durch ihren Melaningehalt als helle polygonale, teils zylindrische Zellen zu erkennen. Partiell lassen sich zudem einzelne Dendriten abgrenzen.

Als weitere dendritische Zellen können Langerhanszellen in allen lebenden Epidermislagen anhand ihrer dendritischen Verzweigungen nachgewiesen werden. Aufgrund des relativ kleinen Bildausschnittes gelingt der Nachweis jedoch nicht regelmäßig (Dimitrow et al. 2009b). Für alle Zellarten sind zudem präzise Messungen der Zellgröße, des Kerns und der Kern-Plasma-Relation möglich. Gleichzeitig lassen sich Unterschiede in den Zellabständen bestimmen, die ebenfalls für die Charakterisierung des Gewebes oder zur Abgrenzung pathologischer Prozesse herangezogen werden können (Koehler et al. 2011b; Ulrich et al. 2013).

Zusätzlich zur reinen Zellmorphologie können mit der MPT typische Epidermismuster nachge-

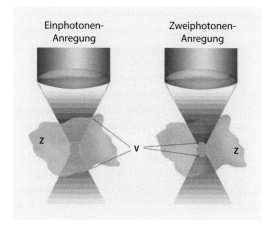

◘ **Abb. 5.5** Vergleich des Fokusvolumens (V) bei der Einphotonen- mit dem bei der Zweiphotonen-Fluoreszenzanregung (Z: Zelle). (Mod. nach Diaspro et al. 2006; Kaatz und König 2010)

wiesen werden, die sich den einzelnen Schichten zuordnen lassen. Die Multiphotonentomographie ermöglicht die morphologische Unterscheidung, beispielsweise zwischen den polygonalen, kernlosen Korneozyten des Stratum corneum, den Keratinozyten mit einem granulären Zytoplasma im Stratum granulosum und den rundlichen Basalzellen mit dunklem Zellkern im Stratum basale (Dimitrow et al. 2009b; Koehler et al. 2011b). In den tieferen Schichten sind neben dem Stratum basale mit den zylindrisch ausgerichteten und damit kleinen Basalzellen auch die Papillen der Dermis zu differenzieren. Die faserreiche, aber zellarme papilläre Dermis mit ihrem hohen Kollagengehalt ist die am tiefsten gelegene einer Beurteilung zugängliche Struktur (◘ Abb. 5.5) (Dimitrow et al. 2009b). In ihr lassen sich einzelne Fibroblasten mit großem Zellkern nachweisen (Seidenari et al. 2013c).

Die Dicke der Epidermis in der gesunden menschlichen Haut variiert stark in Abhängigkeit von der Lokalisation (intraindividuell) und zeigt in geringerem Maß auch interindividuelle Unterschiede. Sie ist zudem von mechanischen, hormonellen und zahlreichen weiteren chronischen Einflüssen, wie zum Beispiel der UV-Exposition, abhängig. Eine Veränderung der Epidermisdicke zeigt sich bei verschiedenen Dermatosen, die mit Akanthose (Dermatitis, Psoriasis) oder Atrophie (Narben, Lichen sclerosus et atrophicans) einhergehen. Eine korrekte, nichtinvasive Bestimmung der Epidermisdicke ist im Rahmen zahlreicher Erkrankungen, bei der Beurteilung von berufsdermatologischen Risikofaktoren, aber auch der Wirksamkeit von therapeutischen Interventionen zur Verlaufskontrolle notwendig.

Zur Überprüfung der Eignung der MPT bei der Bestimmung der Epidermisdicke wurden in einer Untersuchung von Koehler et al. (2010) insgesamt 30 hautgesunde freiwillige Probanden unterschiedlicher Altersgruppen an unterschiedlichen Lokalisationen (Unterarm, Handrücken) untersucht. Die Bestimmung der einzelnen Schichtdicken durch Augenschein ist jedoch nicht für eine exakte Messung geeignet, da die Beurteilung vielen subjektiven Faktoren unterworfen ist. Für die korrekte Messung der Epidermistiefe wurden deshalb die Intensitäten des emittierten Lichtes der AF und der SHG verwendet. Bei der quantitativen Auswertung konnten in Abhängigkeit von der Messtiefe charakteristische Kurven gezeigt werden. Der erste Intensitätspeak, korrespondierend mit der Hautoberfläche, ließ sich für SHG und AF nachweisen. Bei der Betrachtung der AF-Kurve war zudem meist ein weiterer Peak in Übereinstimmung mit der Basalzellschicht zu beobachten. Die Auswertung der SHG-Kurve erbrachte zusätzlich ebenfalls einen zweiten Peak, der sich der oberen papillären Dermis zuordnen ließ (Koehler et al. 2010).

Anhand der Kurvenverläufe wurde die Gesamtdicke der Epidermis, die Dicke der lebenden Epidermis, die Dicke des Stratum corneum und die Tiefe der dermalen Papillen ermittelt. Die Messungen ergaben zwar keine Unterschiede dieser Parameter in Abhängigkeit vom Alter, jedoch in Abhängigkeit von der Lokalisation (Koehler et al. 2010). Die MPT erwies sich damit als geeignete nichtinvasive Methode zur Bestimmung der Epidermisdicke in vivo (Koehler et al. 2010; El Madani et al. 2012).

■ Obere Dermis mit Fasernetzwerk

❯ Mit Hilfe der MPT lassen sich außer einem Summenbild aus elastischen und kollagenen Fasern, das eine Übersicht über die Gesamtstruktur des Fasernetzwerkes liefert, durch die Wahl geeigneter Filtersysteme auch die einzelnen Faserqualitäten differenzieren.

Dazu werden die Unterschiede der einzelnen Fasern hinsichtlich ihrer Autofluoreszenz und SHG beurteilt (■ Abb. 5.6). Fibrilläres Kollagen der Haut (vorrangig Typ I und III) erzeugt nur eine schwache Autofluoreszenz (König 2008). Dagegen kann bei der reifen Form des Kollagens das Phänomen der Frequenzverdopplung (SHG) beobachtet werden. Dieser Effekt ist durch Emission energiereicher Photonen mit exakt halber Anregungswellenlänge charakterisiert. So führt eine Anregung kollagener Fasern bei 820 nm zu einer Emission von Photonen mit einer Wellenlänge von 410 nm (■ Abb. 5.6).

Dagegen zeigen Elastinfasern nach Zweiphotonen-Fluoreszenzanregung im NIR mit 740 nm eine starke Autofluoreszenz mit einem Maximum bei 480 nm (■ Tab. 5.1). Durch entsprechende Wahl von Filtersystemen ist eine Auftrennung des Emissionssignals nach Autofluoreszenz und SHG möglich (■ Abb. 5.6) (Kaatz und König 2010). Auf diese Weise können die Beziehungen der unterschiedlichen Faserqualitäten innerhalb der dermalen Matrix visualisiert und bestimmte Veränderungen quantifiziert werden (■ Abb. 5.6). Eine Quantifizierung ist über die Intensitätsmessungen des emittierten Lichtes mit Hilfe eines empfindlichen Detektionssystems auf der Basis eines Photomultipliers zur Detektion und Signalverstärkung möglich.

In Untersuchungen von Koehler et al. (2008) an 18 freiwilligen, gesunden Probanden verschiedener Altersstufen wurden für beide Faserqualitäten (kollagene und elastische Fasern) jeweils die vier Eigenschaften Fasererscheinungsbild, Faserspannung, Netzwerkmuster und Homogenität beurteilt. Im altersabhängigen Vergleich zeigte sich bei jüngeren Probanden ein kompaktes, dichtes Bild kollagener Fasern, während in der älteren Haut häufig ein gelockertes, inhomogenes Bild gewellter Fasern vorherrschend war (Koehler et al. 2008). Altersabhängig nimmt der Gehalt an reifen Kollagenfasern ab, die als Ausdruck verminderter Elastizität eine gewellte Form zeigen (Kaatz und König 2010; Koehler et al. 2008). Eine Zunahme der AF in der gealterten Haut zeigte die vermehrte Produktion und Ablagerung elastotischen Materials bei gleichzeitiger Reduzierung des Kollagengehaltes (Koehler et al. 2008).

Neben Prozessen während der Hautalterung können auch zahlreiche Dermatosen signifikante Veränderungen im komplexen dermalen Fasernetzwerk zur Folge haben. Störungen durch Überproduktion oder Verlust bestimmter Faserqualitäten, Akkumulation

Abb. 5.6 Summenbild des dermalen Fasernetzwerkes und separate Darstellung kollagener und elastischer Fasern mit Hilfe von Filtersystemen. (aus Kaatz und König 2010)

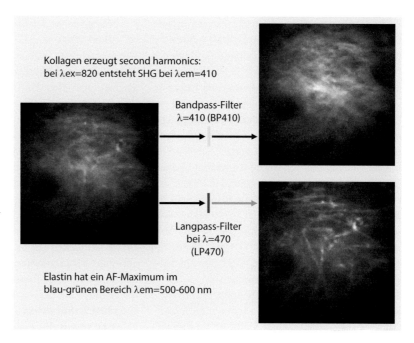

Kollagen erzeugt second harmonics: bei λex=820 entsteht SHG bei λem=410

Bandpass-Filter λ=410 (BP410)

Langpass-Filter bei λ=470 (LP470)

Elastin hat ein AF-Maximum im blau-grünen Bereich λem=500-600 nm

von Vorstufen mit eingeschränkter Funktionalität, degenerative Veränderungen oder Traumata können zu veränderten biomechanischen Eigenschaften führen und damit die Widerstandsfähigkeit und Funktionsfähigkeit der Haut beeinflussen.

Die Hautalterung wird durch intrinsische und extrinsische Faktoren beeinflusst. Die dermalen Anteile von Kollagen und Elastin bilden ein Verhältnis, das charakteristisch für den physiologischen bzw. pathophysiologischen Zustand der Haut ist. Der Kollagenanteil der humanen Haut zeigt dabei eine deutliche Altersabhängigkeit (Koehler et al. 2006, 2008; König et al. 2009). Die junge Haut besteht zu über 90 % aus Kollagen. Mit zunehmendem Alter verringert sich dieser Anteil. Durch intrinsische (z. B. hormonelle) und extrinsische Faktoren und Noxen (z. B. UV-Strahlung, Nikotinabusus) wird der Prozess der Hautalterung zusätzlich beeinflusst (Kaatz und König 2010; Koehler et al. 2008, 2009, 2014). Erkrankungen, wie zum Beispiel die Sklerodermie, chronische Entzündungen und Vernarbungen im Rahmen der Wundheilung, sind ebenfalls mit charakteristischen Veränderungen der Zusammensetzung der dermalen Matrix verbunden.

Kollagene und elastische Faseranteile lassen sich mit Hilfe der MPT sehr gut durch die Messung von SHG und AF differenzieren (**●** Abb. 5.6). Lin

et al. (2005) konnten mit einem aus SHG und AF gebildeten Index, dem SAAID („SHG to AF aging index of dermis") anhand von Ex-vivo-Proben eine altersabhängige Korrelation des SAAID zeigen. Dieser altersabhängige Index zur Quantifizierung der Zusammensetzung der dermalen Matrix wird nach folgender Formel berechnet (Lin et al. 2005):

$$\text{„SHG to AF aging index of dermis":}$$
$$SAAID = (SHG - AF) / (SHG + AF)$$

Neben der Erfassung von Vorgängen bei der Hautalterung ist über den SAAID auch eine quantitative Beschreibung physiologischer und pathophysiologischer Prozesse, die zu Veränderungen in der Faserzusammensetzung der Haut führen und wie sie zum Beispiel im Rahmen der Wundheilung ablaufen, möglich.

Der anhand von Biopsien gefundene Zusammenhang zwischen SAAID und biologischem Alter der Haut ließ sich später in Untersuchungen durch Koehler et al. auch in vivo bestätigen (Koehler et al. 2006, 2008, 2009). An einer Gruppe von 18 Probanden ist eine negative Korrelation des SAAID zum Hautalter nachgewiesen worden (Koehler et al. 2006). In einer weiteren Studie an 30 hautgesunden Probanden wurden AF und SHG in Abhängigkeit vom Alter und von der Messtiefe bestimmt (Kaatz et al.

2010). Es konnten dabei spezifische Kurvenverläufe der AF- und SHG-Signale nachgewiesen werden. So fand sich bei den älteren Probanden unterhalb der Basalmembran ein spezifischer SHG-Peak, der damit die höchste Konzentration an kollagenen Fasern in der sogenannten Grenzzone anzeigt. Danach fiel das SHG-Signal bis zu einem konstanten Niveau ab. Das höchste dermale Autofluoreszenzsignal wurde etwas unterhalb der Grenzzone beobachtet, korrelierend mit der sich im Alter verstärkenden solaren Elastose (Kaatz et al. 2010). Bei jungen gesunden Probanden zeigte sich dagegen kein Abfall des SHG-Signals innerhalb der Dermis, nachdem der SHG-Peak erreicht war. Die AF verringerte sich ohne eine Peakbildung mit zunehmender Eindringtiefe (Kaatz et al. 2010).

Dass diese Veränderungen nicht nur altersabhängig mit der MPT nachweisbar sind, sondern auch abhängig von der jeweiligen Sonnenexposition, konnte durch den Vergleich von Innen- und Außenseite des Unterarms in einer Studie an 60 Probanden gezeigt werden (Koehler et al. 2009). Zusätzlich zu diesen chronischen Effekten der UV-Strahlung konnten aber auch akute Veränderungen mittels MPT in vivo dargestellt werden. In einer klinischen Studie von Koehler et al. (2014) wurde bei Probanden nach definierter UVB-Applikation ein Anstieg der Epidermisdicke, Pigmentierung, epidermaler Pleomorphie sowie Spongiose nachgewiesen.

> **Praxistipp**
>
> Einsatzgebiete der Multiphotonentomographie in der Dermatologie sind:
> - Bestimmung der Zellmorphologie (Epidermis, papilläre Dermis)
> - Differenzierung elastischer und kollagener Fasern
> - Beurteilung von Hautalterung, Wundheilung
> - Nachweis transkutaner Transportvorgänge
> - Therapiemonitoring
> - Diagnostik von entzündlichen, bullösen und allergischen Dermatosen (z. B. Pemphigus vulgaris, Psoriasis, atopische Dermatitis)
> - Diagnostik von Hauttumoren (Basalzellkarzinom, Plattenepithelkarzinom, malignes Melanom)

■ **Transkutaner Stofftransport**
■■ **Hautbarriere**
Die menschliche Haut stellt eine effektive Barriere gegenüber physikalischen, chemischen und biologischen Einflüssen dar. Diese Barrierefunktion gewährleistet einerseits einen Penetrationsschutz vor vielen schädigenden Substanzen, bedingt aber andererseits auch eine Herausforderung an die Penetrationseigenschaften topisch applizierter pharmazeutischer bzw. kosmetischer Wirkstoffe. Im Rahmen pharmakokinetischer Untersuchungen ist daher die Verteilungskinetik entsprechender Substanzen von entscheidender Bedeutung.

Die Barrierefunktion der Haut beruht vor allem auf der äußersten Epidermisschicht, dem Stratum corneum. Das Stratum corneum wird hauptsächlich aus verhornten Keratinozyten, den Korneozyten, gebildet, die in eine interzelluläre Lipidschicht eingebettet sind (Ziegel-Mörtel-Modell). Im Allgemeinen wird die Penetration der Haut durch das intrazelluläre Keratinnetzwerk und die interzellulären Lipidlamellen sehr effizient verhindert. Unter bestimmten chemischen und physikalischen Bedingungen lässt sich die Hautbarriere jedoch effektiv überwinden (Tsai et al. 2009). Der Stofftransport kann zum Beispiel über Penetrationsverstärker vermittelt werden, wie sie bei der Haarepilation eingesetzt werden. Dabei zeigten Untersuchungen einen Effekt auf die Integrität des Keratinnetzwerkes und eine Abnahme der Kohäsion zwischen den Korneozyten. Zusätzlich konnte die Bildung von Poren in den Korneozyten nachgewiesen werden, die einen transkutanen Stofftransport begünstigen (Lee et al. 2008).

■■ **Untersuchungsmethoden**
Die Beschränkung etablierter Verfahren, wie der Licht- und Elektronenmikroskopie, der chemischen Analytik oder von Diffusionsmodellen (z. B. Diffusionszelle nach Franz), auf Untersuchungen in vitro begründet die Notwendigkeit schmerzfreier, nichtinvasiver und nebenwirkungsarmer Methoden zur dreidimensionalen Diagnostik in vivo. Zur Verfügung stehen akustische und optische Verfahren, die sich hinsichtlich Auflösung, Eindringtiefe und Praktikabilität unterscheiden. Neben der MPT gehören vor allem die hochauflösende Sonographie der Haut, die konfokale Laserscanningmikroskopie

und die optische Kohärenztomographie zu den innovativen nichtinvasiven Untersuchungsverfahren im Bereich der Haut.

■■ MPT zur Untersuchung
der Hautpenetration

Topische Pharmazeutika und Kosmetika müssen hinsichtlich ihres Penetrationsverhaltens charakterisiert werden, um zu dokumentieren, dass der Wirkort auch erreicht wird, bzw. um auszuschließen, dass erhöhte systemische Spiegel bei rein topischen Wirkstoffen zu erwarten sind. Die Eignung der Multiphotonentechnik als nichtinvasive Detektionsmethode zur Untersuchung der Hautpenetration verschiedener Stoffe konnte dabei in grundlegenden Untersuchungen nachgewiesen werden (Grewal et al. 2000; König et al. 2006, 2011). Das Stratum corneum als wesentlicher Träger der Barrierefunktion steht im Fokus der Untersuchungen mit MPT zum transkutanen Stofftransport und seinen Auswirkungen. Für fluoreszierende Modellsubstanzen, deren Emissionsspektrum sich von der Autofluoreszenz des Keratins hinreichend unterscheidet, konnten die bevorzugten Penetrationsrouten dargestellt werden (Yu et al. 2001, 2003).

■■ Nanopartikel

Das Risikopotenzial von Nanopartikeln (Größe < 100 nm), sowohl natürlichen als auch künstlichen Ursprungs, wird zunehmend kontrovers und kritisch diskutiert. Neben dem breiten industriellen Einsatz nanoskalierter Partikel kommt diesen vor allem auch in Medizin und Kosmetik eine hohe Bedeutung zu. Hier dienen Nanoteilchen u. a. zum UV-Schutz und als Transportvehikel für die Applikation von Wirkstoffen (Chen et al. 2013; Koffie et al. 2011; König et al. 2011; Labouta et al. 2011). Durch ihre geringe Größe unterliegen Nanopartikel dabei besonderen Transportmechanismen. Daher sind Untersuchungen zu Penetrationsverhalten, Pharmakokinetik und Akkumulation insbesondere für solche Nanopartikel, die auf die Haut appliziert werden, für eine Risikobewertung unerlässlich (Kaatz und König 2010; König et al. 2011). In diesbezüglichen aktuellen Untersuchungen, u. a. von Chen et al. (2013) und Leite-Silva et al. (2013), konnte mit Hilfe der MPT die Gewebeverteilung der Nanopartikel sowie deren Transportkinetik

dargestellt werden (König 2008; Leite-Silva et al. 2013). Wesentlich ist dabei das Penetrationsverhalten durch das Stratum corneum bzw. entlang von Haarfollikeln oder Schweißdrüsen in tiefere, vitale Hautschichten und ggf. die intrazelluläre Aufnahme (König 2008). Insbesondere Zinkoxid, das verbreitet in topischen Applikationen Anwendung findet, ist ein Untersuchungsgegenstand der MPT (Darvin et al. 2012; Leite-Silva et al. 2013). So konnte von Leite-Silva et al. (2013) ein geringer Anteil bestimmter Formulierungen aus Nanopartikeln auf der Basis von Zinkoxid, welches beispielsweise für Sonnenschutzmittel eingesetzt wird, im Stratum granulosum nachgewiesen werden.

Insbesondere für die Beurteilung der Penetrationsrouten und der -kinetik von Wirkstoffen mit einer spezifischen, gut abgrenzbaren Autofluoreszenz stellt die MPT ein geeignetes Verfahren zur Visualisierung in vivo dar. Die Bildgebung auf Basis von Mehrphotonenprozessen erweitert die Möglichkeiten der Diagnostik für die Beurteilung des transkutanen Stofftransportes, von Schädigungen des Stratum corneum, Penetration von pharmakologischen Wirkstoffen und Nanopartikeln in vivo (Kaatz und König 2010).

Die Multiphotonentomographie zur Beurteilung von Dermatosen und Hauttumoren

■ Autoimmunerkrankungen
und entzündliche Dermatosen

Für viele Dermatosen ist die Entnahme einer Biopsie mit nachfolgender histopathologischer Aufarbeitung der Goldstandard für die Diagnostik (Koehler et al. 2011a). Als invasives Verfahren hat sie allerdings auch Risiken, wie sie bei jeder operativen Prozedur bestehen und ist auch in ihrer Wiederholbarkeit limitiert. Hier könnte die In-vivo-MPT zukünftig eine nichtinvasive Ergänzung und in bestimmten Fällen auch Alternative bei der Diagnostik von Dermatosen bieten, die sich innerhalb der oberflächennahen Schichten von Epidermis und Dermis manifestieren.

Dazu sind bereits zahlreiche Untersuchungen erfolgt, etwa bei der Beurteilung blasenbildender Autoimmundermatosen wie Pemphigus vulgaris. In Analogie zur Histologie waren sowohl die charakteristischen Spaltbildungen nachweisbar als auch

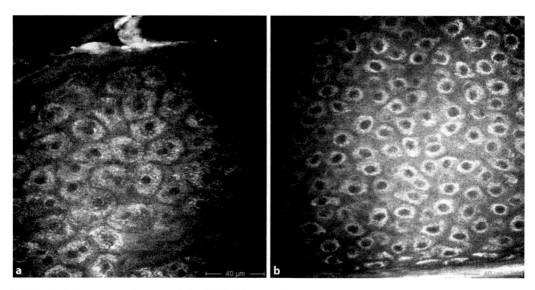

■ **Abb. 5.7a,b** Stratum granulosum: **a** unbehandelt, **b** Zellschrumpfung nach Anwendung von Irritanzien. (aus Kaatz und König 2010)

einzelne, aus dem Zellverband herausgelöste Zellen, die den Akanthozyten entsprechen (Kaatz und König 2010; Koehler et al. 2011a). Bei einer weiteren Autoimmunerkrankung, dem Sjögren-Syndrom, konnten Schenke-Layland et al. (2008) zudem den Abbau kollagener und elastischer Fasern in der Tränendrüse mit Hilfe von AF und SHG nachweisen.

Ebenso wurden morphologische Veränderungen bei entzündlichen Erkrankungen (Psoriasis, atopisches Ekzem) und allergischen Reaktionen untersucht (Koehler et al. 2009, 2011a; König und Riemann 2003) und spezifische Muster in der Bildgebung nachgewiesen. Bei iatrogen induzierten Hautirritationen (mit Parallelen zu allergischen Reaktionen bzw. zur atopischen Dermatitis) wurden eine Zellschrumpfung und eine Erweiterung der Interzellularräume nachgewiesen (■ Abb. 5.7).

■ **Sklerosierende Erkrankungen**
Bei der systemischen Sklerodermie und der sklerodermiformen GvHD (graft versus host disease) handelt es sich um Erkrankungen, die überwiegend mit einer ausgeprägten Sklerosierung der Haut einhergehen. Beide Erkrankungen nehmen häufig einen hochchronischen Verlauf und sind mit einer erheblichen Morbidität und Mortalität verbunden. Mit der MPT können insbesondere Veränderungen im Fasernetzwerk beurteilt werden und damit Schwe-

regrad und Krankheitsverlauf objektiviert werden (Koehler et al. 2008; Lu et al. 2009).

In einer prospektiv angelegten Studie wurde der Erkrankungsverlauf von zwei Patientenkollektiven mit Sklerodermie (n = 20) und GvHD (n = 10), die einem alters- und geschlechts-gematchten, hautgesunden Kollektiv (n = 30) gegenübergestellt wurden, untersucht. Neben der MPT wurden zur Korrelation der Ergebnisse zwei bereits etablierte Methoden in der Diagnostik eingesetzt, der Hautscore nach Kahaleh und die 20-MHz-Sonographie. In dieser ersten Untersuchung konnte eine gute Korrelation der Untersuchungsergebnisse mit MPT im Vergleich zu etablierten Untersuchungsmethoden gezeigt werden (Hahn 2010). Der Stellenwert der MPT im Therapiemonitoring sklerosierender Erkrankungen muss jedoch in weiteren Studien validiert werden.

■ **Hauttumoren und ihre Vorstufen**
Für die Mehrzahl der malignen Erkrankungen der Haut können diagnostisch relevante Veränderungen innerhalb der Epidermis bzw. der papillären Dermis nachgewiesen werden. Damit sind diese Tumorentitäten akustischen und optischen Diagnosemethoden vergleichsweise einfach zugänglich. Die Zunahme der Inzidenz bei nichtmelanozytären Hauttumoren ebenso wie beim malignen Melanom begründet das große Interesse an neuen diagnosti-

schen Verfahren für die frühzeitige Erkennung und Klassifizierung dieser Tumoren, um die Prognose für die Patienten zu verbessern, aber auch, um unnötige operative Eingriffe zu vermeiden.

Dabei sind bereits zahlreiche Verfahren etabliert, die die Differenzierung von Hauttumoren deutlich verbessert haben. Seit Langem eingesetzt und durch moderne Lichtquellen und eine digitale Bildverarbeitung verbessert, ist die Dermatoskopie ein fester Bestandteil der klinischen Routine bei der Beurteilung pigmentierter Hautveränderungen. Die optische Kohärenztomographie dagegen hat eine größere Eindringtiefe und kann zur Beurteilung epithelialer Hauttumoren, insbesondere von Basalzellkarzinomen herangezogen werden. Teilweise ist über einen vergleichsweise großen Bildausschnitt auch eine Beurteilung der Architektur einer Veränderung und der Eindringtiefe möglich. Über eine sehr hohe Auflösung verfügt die konfokale Laserscanningmikroskopie, die sowohl bei pigmentierten als auch epithelialen Hauttumoren eingesetzt werden kann. Die Multiphotonenmikroskopie und -tomographie haben mit der gegenwärtig höchsten Auflösung unter den nichtinvasiven In-vivo-Verfahren ebenfalls eine zunehmende Bedeutung bei der Beurteilung von Hauttumoren erlangt (Dimitrow et al. 2009b; Gerger et al. 2009; Manfredini et al. 2013; Paoli et al. 2008, 2009).

Die im Sonnenlicht enthaltene kurzwellige UVB-Strahlung (280–315 nm) ist in unterschiedlichem Maße eine der Hauptursachen für die Entstehung von Hauttumoren. Allerdings ist das karzinogene Potenzial sehr unterschiedlich und vom Hauttyp, der Intensität und der Dauer der Exposition abhängig. In mehreren Studien in vitro und in vivo wurden daher die Effekte einer UVB-Bestrahlung mit der MPT untersucht (Koehler et al. 2014; Seidenari et al. 2013c). Fibroblasten zeigten nach Bestrahlung deutliche Veränderungen in Größe und Anordnung, insbesondere wenn die MED erreicht wurde (Seidenari et al. 2013c). Als akute Veränderungen ließen sich zudem eine Spongiose und eine verstärkte Pigmentierung nachweisen. Gleichzeitig nahm die Epidermisdicke zu, bei gleichzeitigem Nachweis einer epidermalen Pleomorphie (Seidenari et al. 2013c).

Eine UVB-Anwendung im Rahmen einer Lichttherapie zeigte dagegen nur sehr geringfügige morphologische Veränderungen (Koehler et al. 2015).

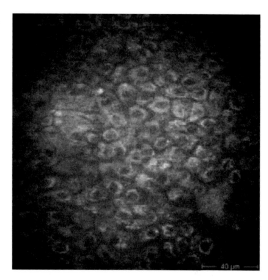

◘ **Abb. 5.8** Aktinische Keratose. (Aus Zieger et al. 2015)

■■ **Aktinische Keratosen**

Aktinische Keratosen stellen In-situ-Plattenepithelkarzinome der Haut dar und können in ein invasives Plattenepithelkarzinom der Haut übergeben. Sie werden überwiegend durch eine UV-Exposition hervorgerufen und treten etwa ab dem 40. Lebensjahr in den UV-exponierten Körperregionen auf. In der MPT konnten einige der histopathologischen Diagnosekriterien reproduziert werden. Neben einem Polymorphismus der Keratinozyten zeigten sich zusätzlich vergrößerte Interzellularräume und eine Hyperkeratose. Die vitale Epidermis war teilweise verschmälert, z. T. aber auch verdickt (Koehler et al. 2011a, 2011b; Paoli et al. 2008). Bei der Untersuchung der seborrhoischen Keratose ist dagegen eine gleichmäßige Papillomatose beobachtet worden (Koehler et al. 2011a).

Koehler et al. konnten zudem eine Verschiebung der Kern-Plasma-Relation an einer großen Gruppe aktinischer Keratosen in vivo (n = 57) nachweisen (◘ Abb. 5.8).

■■ **Nichtmelanozytäre Hauttumoren**

Seidenari et al. haben Schnitte von Basalzellkarzinomen ex vivo untersucht und morphologische Kriterien für die Multiphotonentomographie aufgestellt (Seidenari et al. 2012, 2013a, 2013b). Dabei zeigte sich für die superfiziellen Basalzellkarzinome eine gute Beurteilbarkeit, während noduläre Basalzellkarzinome nur eingeschränkt untersucht werden konn-

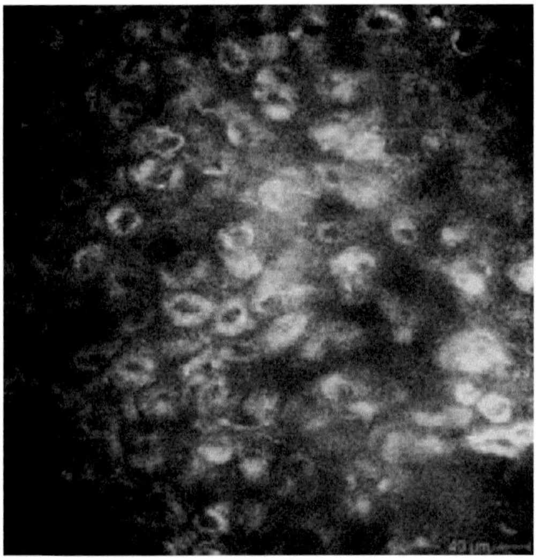

Abb. 5.9 Malignes Melanom (Stratum spinosum). (Aus Zieger et al. 2015)

ten. Als typische Muster für ein Basalzellkarzinom erwiesen sich irreguläre Zellformen, eine veränderte Zellausrichtung und die Ausbildung von Zellnestern sowie sog. Phantominseln (Seidenari et al. 2013a).

Durch Ulrich et al. (2013) wurde eine Verlängerung des Zellkerns bei Basalzellkarzinomen im Vergleich zu gesunden Keratinozyten nachgewiesen. Eine aktuelle Arbeit von Manfredini et al. (2013) bestätigte durch zusätzliche τ-Messungen die veränderten Zellformen, zudem ließ sich die Palisadenstellung darstellen, ebenso die optisch leere Phantominsel-Bildung, die wahrscheinlich mit den für den Tumor typischen Spalten und Zysten korrelieren.

▪▪ Malignes Melanom
Aufgrund seiner frühzeitigen lymphogenen und hämatogenen Metastasierung stellt das maligne Melanom (■ Abb. 5.9) den wichtigsten Hauttumor mit der höchsten Mortalität dar. Zudem ist eine ständige Inzidenzzunahme zu verzeichnen, gegenwärtig treten inklusive der In-situ-Befunde in Deutschland ca. 25.000 Neuerkrankungen pro Jahr auf. Die Inzidenzzunahme beträgt ca. 3 % je Jahr mit einer Inzidenzverdopplung alle 20 Jahre. Für die Prognose hat eine frühzeitige Diagnose mit anschließender Exzision eine große Bedeutung. In mehreren Studien wurde daher nach qualitativen und quantitativen Parametern gesucht, die eine Differenzierung zwischen Melanomen und melanozytären Nävi mit Hilfe der MPT erlauben (Di-

mitrow et al. 2009a, 2009b; Paoli et al. 2009; Seidenari et al. 2013b). Dimitrow et al. haben insgesamt 83 melanozytäre Läsionen in vivo und ex vivo untersucht. Dabei zeigte sich eine hohe Sensitivität und Spezifität für die Methode. Als spezifische Kriterien für ein Melanom erwiesen sich insbesondere eine gestörte Zell- und Gewebearchitektur, das Auftreten pleomorpher und dendritischer Zellen auch in oberen Epidermislagen sowie eine eingeschränkte Abgrenzbarkeit der Keratinozyten (Dimitrow et al. 2009b).

Balu et al. (2014) analysierten ebenfalls unterschiedliche melanozytäre Tumoren mit nachfolgender histologischer Aufarbeitung. Unter Auswertung der Autofluoreszenz, der SHG und der Melanozytenmorphologie wurde ein Score von 0–9 (numerical multiphoton melanoma index) entwickelt. Dabei zeigten sich abhängig vom Score signifikante Unterschiede (unauffällige Nävi: 0–1, dysplastische Nävi: 1–4 und maligne Melanome: 5–8).

Zur diagnostischen Unterscheidung von Melanomen und Nävi mit Hilfe der MPT in Kombination mit Fluoreszenzlebensdaueruntersuchungen wurden von Seidenari et al. (2013b) in einer Ex-vivo-Studie (25 Melanome, 50 Nävi, 50 Basalzellkarzinome) morphologische Charakteristika von Melanomen beschrieben und quantitative Parameter analysiert. Melanome waren durch den Nachweis charakteristischer Zellen mit einer atypisch verkürzten Fluoreszenzlebensdauer und eine veränderte pleomorphe Zellarchitektur gekennzeichnet. In der Studie von Seidenari et al. konnte die gleiche Sensitivität in der Diagnose maligner Melanome wie bei der Dermatoskopie (MPT/FLIM; Dermatoskopie: 100 %) erreicht werden. Die Spezifität war für die MPT jedoch höher (98 %) im Vergleich zur Dermatoskopie (82 %) (Seidenari et al. 2013b). Die mittlere Fluoreszenzlebensdauer melanozytischer Zellen unterschied sich nicht signifikant zwischen Melanomen und Nävi. Jedoch war ein signifikanter Unterschied zu Basalzellkarzinomen messbar (Seidenari et al. 2013b). Bereits Dimitrow et al. (2009a) zeigten zudem deutliche Unterschiede im Abklingverhalten zwischen Keratinozyten und Melanozyten mit der Möglichkeit einer Differenzierung beider Zellarten.

▪ Wunden
In tierexperimentellen Untersuchungen durch Deka et al. (2013) wurde die MPT zur Untersuchung von

Wunden und dem Wundheilungsverlauf eingesetzt und zeigte eine hervorragende Eignung, den longitudinalen Heilungsverlauf zu verfolgen (Deka et al. 2013). Mit der Methode war es möglich, die einzelnen Phasen der Wundheilung (Entzündung, Proliferation, Regeneration) voneinander abzugrenzen. Dabei ist die Möglichkeit, nachfolgende Messungen an ein und derselben Position durchführen zu können, besonders hervorzuheben.

In aktuellen eigenen Untersuchungen wurden bei Patienten im Rahmen der Routinebehandlung aktinische und seborrhoische Keratosen tangential abgetragen. Die entstandenen akuten Wunden reichten bis zur papillären Dermis. Die anschließend mit MPT messbare erste Schicht bestand aus reifem, organisiertem Kollagen (◘ Abb. 5.10).

In nachfolgenden Visiten konnte ein Rückgang des reifen, organisierten Kollagens sowie die Ausbildung von temporärem Kollagen zur Füllung der Wunde visuell dargestellt und quantitativ erfasst werden. Im weiteren Verlauf zeigte sich nach ca. 21 Tagen in der Regenerationsphase die Ausbildung von ersten Zellverbänden im Stratum granulosum sowie Stratum spinosum. Die quantitative Auswertung erfolgte durch die Bestimmung des SAAID-Wertes, der während der Wundheilung eine deutliche, tiefenabhängige Änderung zeigte, die sich während der Regenerationsphase normalisierte und der gesunden Haut annäherte. In nachfolgenden Studien sollen die gewonnenen Erkenntnisse zu den verschiedenen Phasen der Wundheilung auf chronische Wunden (Ulcus cruris) übertragen werden. Ziel ist die longitudinale Untersuchung von Einflussfaktoren auf die Heilung chronischer Wunden und die Bewertung unterschiedlicher Therapiemethoden.

Therapiemonitoring

Dem Monitoring von therapeutischen Effekten kommt eine immer größere Bedeutung in der individualisierten Medizin zu, um frühestmöglich eine Therapie anzupassen und die Strategie zu bestimmen. Durch den gezielteren Einsatz der oftmals hochpreisigen Therapeutika können durch ein effektives Monitoring Kosten gespart, aber auch Nebenwirkungen minimiert werden. Mit einer Methode, die den Patienten nur wenig belastet und die beliebig wiederholt werden kann, ist die MPT prinzipiell sehr gut für diese Aufgabe geeignet. Die

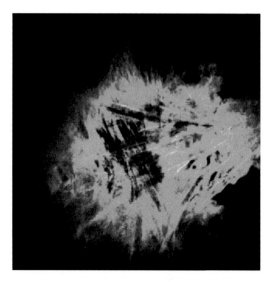

◘ **Abb. 5.10** Kollagen mit Kürettage-Spuren als oberste verbliebene Schicht einer akuten Wunde. *rot* Autofluoreszenz, *grün* SHG. (Aus Zieger et al. 2015)

Vorteile liegen dabei neben der geringen Belastung für den Patienten in der Möglichkeit, sofort eine visuelle Rückinformation über die Zell- und Gewebemorphologie zu erhalten und die Folgeuntersuchungen im selben Areal durchführen zu können. Entscheidend ist hierbei, dass mit Hilfe der in der Haut vorkommenden Biomoleküle ohne eine zusätzliche Markierung oder Anfärbung Fluoreszenz- und SHG-Untersuchungen möglich sind.

5.2.2 Weitere Einsatzmöglichkeiten für MPT

Die Frequenzverdopplung durch Kollagenmolcküle ist an deren reguläre, fibrilläre Struktur gebunden, da diese eine notwendige Voraussetzung zur Generierung der zweiten Harmonischen (SHG) ist. Damit können Effekte, die zu einer Denaturierung des Kollagens führen, über die Veränderungen im SHG-Signal nachgewiesen werden. So können beispielsweise thermische Belastungen im Rahmen von thermischen Traumata oder im Rahmen von Lasertherapien untersucht werden, da die Bestimmung von Unterschieden im Grad der Kollagendenaturierung mit hoher Präzision möglich ist (Lin et al. 2006; Tsai et al. 2009).

Auch in anderen Fachgebieten erlangt die Multiphotonenmikroskopie und -tomographie eine zunehmende Bedeutung. So bietet die nichtinvasive und hochauflösende Technik nicht nur für die Ophthalmologie, sondern auch für die Untersuchung von erkranktem Lungengewebe sowie kardialen und zerebralen Gewebeproben eine interessante neue Untersuchungsoption (Wang et al. 2010). In Untersuchungen von Wang et al. konnte die Architektur der Cornea durch Kombination von AF und SHG hinsichtlich zellulärer und kollagener Strukturen en face untersucht werden (Wang et al. 2006a, 2006b, 2010). Basal-, Flügel- und Schuppenzellen der Kornea (Wang et al. 2010) können differenziert werden, ferner waren auch die in der Sklera eingebetteten Kapillargefäße (Han et al. 2006; Wang et al. 2007b), die als Marker für eine generelle Mikroangiopathie angesehen werden können (Wang et al. 2010), der Untersuchungstechnik zugänglich. Neben etablierten Verfahren zur Diagnostik von Erkrankungen der Retina, wie der optischen Kohärenztomographie, bietet die Multiphotonenanregung mit besserer Auflösung die Möglichkeit zur Differenzierung zellulärer und subzellulärer Strukturen (Wang et al. 2007a, 2010). Neben der Morphologie hexagonaler Pigmentzellen sowie der Architektur und Dicke des Pigmentepithels (Wang et al. 2007a, 2010) konnte beispielsweise retinales Lipofuszin, ein Schlüsselmolekül der Makuladegeneration, bereits in Untersuchungen nachgewiesen werden (Han et al. 2006).

> Die Mikroskopie auf der Basis von Mehrphotonenprozessen ist ein neues Werkzeug, um zelluläre Interaktionen, metabolische Prozesse und die Architektur von Geweben abzubilden. Die Methode ist deshalb ein Tool für die Untersuchung einer Vielzahl physiologischer und pathologischer Prozesse an zahlreichen Gewebearten (Nava et al. 2010).

Pena et al. konnten mit Hilfe von SHG-Signalen die Kollagenfaserverteilung bei Lungenfibrose im Tiermodell detektieren und durch die Kombination von AF und SHG inflammatorische und fibrotische Veränderungen differenzieren (Wang et al. 2010; Pena et al. 2007). Die Bilderzeugung neuronaler Strukturen im Rahmen der Hirnforschung bietet ein weiteres Anwendungsgebiet der Multiphotonenmikroskopie (Wang et al. 2010). Beginnend mit tierexperimentellen Studien wurden neuronale Gewebe visualisiert

und Untersuchungen zur Mikroangiopathie mit Hilfe von markiertem Serum durchgeführt (Levene et al. 2004; Tian et al. 2006). Am Tiermodell der Alzheimer-Erkrankung konnten verschiedene Arbeitsgruppen darüber hinaus die Bildung von β-Amyloid-Plaques untersuchen (Kwan et al. 2009; Levene et al. 2004; Wang et al. 2010). In der Kardiologie wurde das Verfahren ebenfalls in verschiedener Intention eingesetzt (Schenke-Layland et al. 2009), u. a. zur Untersuchung der Gefäßmorphologie (Zoumi et al. 2004).

5.3 Ausblick

Der Entwicklung der Multiphotonentomographie zu einem diagnostischen Werkzeug in der klinischen Routine kommt eine große Bedeutung zu. Diese wird durch den nichtinvasiven Charakter der MPT, ihre hohe Auflösung und die Möglichkeit, auf Markierungen oder Färbungen zu verzichten, begründet.

Die MPT weist methodenbedingt eine besondere Eignung für eine In-vivo-Diagnostik oberflächennaher, dünner Läsionen auf. Eine Beurteilung von stark verhornten Läsionen ist dagegen erschwert. Gleichzeitig stellen Körperregionen mit starken Atemexkursionen oder arteriell bedingten Pulsationen eine Herausforderung dar, da aufgrund dessen Bildartefakte oft nicht zu vermeiden sind. In bestimmten Lokalisationen mit komplexer Topographie kann zudem die Ankopplung erschwert sein.

Erste Entwicklungen, die eine erhöhte Flexibilität und Anwenderfreundlichkeit ermöglichen (MPTflex, JenLab GmbH), zeigen die klinische Praktikabilität für Bedside-Untersuchungen in vivo.

Durch fortschreitende Miniaturisierung und die Entwicklung von Gradienten-Index-Linsen (GRIN-Linsen) bzw. entsprechende Objektivverlängerungen wird es zukünftig möglich sein (mikro-) endoskopische Aufsätze zu verwenden, die den Untersuchungsgang flexibler gestalten und verkürzen. Damit können auch topographisch schwerer erreichbare Regionen der Haut beurteilt werden (König 2008). Zusätzlich zielen aktuelle Studien auf die Erweiterung der Anwendungsgebiete der MPT, etwa auf hautnahe Schleimhäute (Chen et al. 2011; Cicchi et al. 2010; Rogart et al. 2008) (◻ Abb. 5.11).

Gleichzeitig sind erste Versuche unternommen worden, die Vorteile der parallelen Nutzung

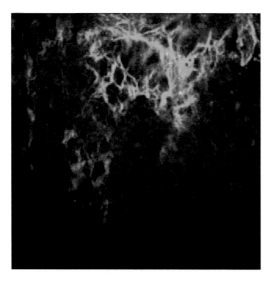

◻ Abb. 5.11 Schleimhautprobe (Exzisat Mundhöhle, Tonsille). *rot* Autofluoreszenz, *grün* SHG. (Aus Zieger et al. 2015)

mehrerer Verfahren zu evaluieren (Koehler et al. 2011a). Zu diesen nichtinvasiven Verfahren zählen vor allem die optische Kohärenztomographie, die hochauflösende Sonographie der Haut und die konfokale Laserscanmikroskopie (Koehler et al. 2011a). Dabei sind erste Ansätze einer Kombination mit der optischen Kohärenztomographie vielversprechend, da diese Methode zwar eine geringere Auflösung besitzt, dafür aber durch eine höhere Eindringtiefe eine bessere Aussage über die Architektur einer Läsion ermöglicht.

5.4 Fazit für die Praxis

Die Multiphotonentomographie ist aktuell noch kein Instrument der dermatologischen Routinediagnostik. Sie hat jedoch bereits in klinischen Studien ihre Eignung für eine breite Anwendung in der Dermatologie nachgewiesen. So können mit Hilfe der MPT nichtinvasiv und mit hoher Auflösung unterschiedliche Krankheitsbilder (z. B. Hauttumoren, entzündliche Hauterkrankungen), transdermale Transportvorgänge, Veränderungen der dermalen Matrix (z. B. Hautalterung) untersucht werden. Auf Grundlage der aktuellen Entwicklungen sind dabei eine Erweiterung der Anwendungsgebiete (z. B. Monitoring Wundheilungsverlauf, Schleimhautuntersuchungen) sowie eine Erhöhung der Praktikabilität zu erwarten.

Literatur

Balu M, Kelly KM, Zachary CB, Harris RM, Krasieva TB, König K, Durkin AJ, Tromberg BJ (2014) Distinguishing between benign and malignant melanocytic nevi by in vivo multiphoton microscopy. Cancer Res 74(10):2688–2697

Bird DK, Yan L, Vrotsos KM et al (2005) Metabolic mapping of MCF10A human breast cells via multiphoton fluorescence lifetime imaging of the coenzyme NADH. Cancer Res 65(19):8766–8773

Bugiel I, König K, Wabnitz H (1989) Investigation of cells by fluorescence laser scanning microscopy with subnanosecond time resolution. Lasers Life Sci 3:1–7

Chen J, Guo Z, Wang HB et al (2013) Multifunctional Fe3O4@C@Ag hybrid nanoparticles as dual modal imaging probes and near-infrared light-responsive drug delivery platform. Biomaterials 34:571e581

Chen J, Zhuo S, Chen G, Yan J, Yang H, Liu N, Zheng L, Jiang X, Xie S (2011) Establishing diagnostic features for identifying the mucosa and submucosa of normal and cancerous gastric tissues by multiphoton microscopy. Gastrointest Endosc 73(4):802–807

Cicchi R, Crisci A, Cosci A, Nesi G, Kapsokalyvas D, Giancane S, Carini M, Pavone FS (2010) Time- and spectral-resolved two-photon imaging of healthy bladder mucosa and carcinoma in situ. Opt Express 18(4):3840–3849

Conklin MW, Provenzano PP, Eliceiri KW, Sullivan R, Keely PJ (2009) Fluorescence lifetime imaging of endogenous fluorophores in histopathology sections reveals differences between normal and tumor epithelium in carcinoma in situ of the breast. Cell Biochem. Biophys 53(3):145–157

Darvin ME, König K, Kellner-Hoefer M et al (2012) Safety assessment by multiphoton fluorescence/second harmonic generation/hyper-rayleigh scattering tomography of ZnO nanoparticles used in cosmetic products. Skin Pharmacol Physiol 25:219–226

Deka G, Wu WW, Kao FJ (2013) In vivo wound healing diagnosis with second harmonic and fluorescence lifetime imaging. J Biomed Opt 18(6):061222

Denk W, Strickler JH, Webb WW (1990) Two-photon laser scanning fluorescence microscopy. Science 248:73–76

Diaspro A, Bianchini P, Vicidomini G et al (2006) Multi-photon excitations microscopy. Biomed Eng Online 5:36

Dimitrow E, Riemann I, Ehlers A et al (2009a) Spectral fluorescence lifetime detection and selective melanin imaging by multiphoton laser tomography for melanoma diagnosis. Exp Dermatol 18:509–515

Dimitrow E, Ziemer M, Koehler MJ et al (2009b) Sensitivity and specificity of multiphotonlasertomography for in vivo and ex vivo diagnosis of malignant melanoma. J Invest Dermatol 129:1752–1758

El Madani HA, Tancréde-Bohin E, Bensussan A, Colonna A, Dupuy A, Bagot M, Pena AM (2012) In vivo multiphoton imaging of human skin: assessment of topical corticosteroid-induced epidermis atrophy and depigmentation. J Biomed Opt 17(2):026009

Fischer F, Volkmer B, Puschmann S et al (2008) Assessing the risk of skin damage due to femtosecond laser irradiation. J Biophotonics 1:470–477

Friedl P, Wolf K, von Adrian UH, Harms G (2007) Biological second and third harmonic generation microscopy. In Curr Protoc Cell Biol Chapter 4

Gannaway JN, Sheppard CJR (1978) Second-harmonic imaging in the scanning optical microscope. Opt Quant Electron 10(5):318–322

Gerger A, Hofmann-Wellenhof R, Samonigg H, Smolle J (2009) In vivo confocal laser scanning microscopy in the diagnosis of melanocytic skin tumours. Br J Dermatol 160(3):475–481

Goeppert-Mayer M (1931) Über Elementarakte mit zwei Quantensprüngen. Ann Phys 9:273–294

Grewal BS, Naik A, Irwin WJ, Gooris G, de Grauw CJ, Gerritsen HG, Bouwstra JA (2000) Transdermal macromolecular delivery: Real-time visualization of iontophoretic and chemically enhanced transport using two-photon excitation microscopy. Pharm Res 17:788–795

Gryczynski I, Malak H, Lakowicz JR, Cheung HC, Robinson J, Umeda PK (1996) Fluorescence spectral properties of troponin C mutant F22W with one-, two-, and three-photon excitation. Biophys J 71(6):3448–3453

Hahn S (2010) Prospektive klinische Studie zur Verlaufskontrolle der systemischen Sklerodermie und Graft – versus – Host – Erkrankung unter Therapie mit extrakorporaler Photopherese mittels 20-MHz-Sonografie und Multiphotonenlasertomografie. Jena, Univ., Diss.

Han M, Bindewald-Wittich A, Holz FG et al (2006) Two-photon excited autofluorescence imaging of human retinal pigment epithelial cells. J Biomed Opt 11(1):010501

Hellwarth R, Christensen P (1974) Nonlinear optical microscopic examination of structure in polycrystalline ZnSe. Opt Commun 12(3):318–322

Huang S, Heikal AA, Webb WW (2002) Two-photon fluorescence spectroscopy and microscopy of NAD(P) H and flavoprotein. Biophys J 82(5):2811–2825

Kaatz M, König K (2010) Multiphotonenmikroskopie und In-vivo-Multiphotonentomographie in der dermatologischen Bildgebung. Hautarzt 61:397–409

Kaatz M, Sturm A, Elsner P, König K, Bückle R, Koehler MJ (2010) Depth-resolved measurement of the dermal matrix composition by multiphoton laser tomography. Skin Res Technol 16:131–136

Kaiser W, Garrett CGB (1961) Two-photon excitation in CaF2:Eu2+. Phys Rev Lett 7:229–231

Kayatz P, Thumann G, Luther TT, Jordan JF, Bartz–Schmidt KU, Esser PJ, Schraermeyer U (2001) Oxidation causes melanin fluorescence. Invest Ophthamol Vis Sci 42(1):241–246

Koehler MJ, Hahn S, Preller A, Elsner P, Ziemer M, Bauer A, König K, Bückle R, Fluhr JW, Kaatz M (2008) Morphological skin ageing criteria by multiphoton laser scanning tomography: non-invasive in vivo scoring of the dermal fibre network. Exp Dermatol 17:519–523

Koehler MJ, Kellner K, Hipler UC, Kaatz M (2014) Acute UVB-induced epidermal changes assessed by multiphoton laser tomography. Skin Res Technol 0:1–7

Koehler MJ, Kellner K, Hipler UC, Kaatz M (2015) Acute UVB-induced epidermal changes assessed by multiphoton laser tomography. Skin Res Technol 21(2):137–143

Koehler MJ, König K, Elsner P, Bückle R, Kaatz M (2006) In vivo assessment of human skin aging by multiphoton laser scanning tomography. Opt Lett 31(9):2879–2881

Koehler MJ, Preller A, Kindler N et al (2009) Intrinsic, solar and sunbed-induced skin aging measured in vivo by multiphoton laser tomography and biophysical methods. Skin Res Technol 15:357–363

Koehler MJ, Speicher M, Lange-Asschenfeldt S, Stockfleth E, Metz S, Elsner P, Kaatz M, König K (2011a) Clinical application of multiphoton tomography in combination with confocal laser scanning microscopy for in vivo evaluation of skin diseases. Exp Dermatol 20:589–594

Koehler MJ, Vogel T, Elsner P, König K, Bückle R, Kaatz M (2010) In vivo measurement of the human epidermal thickness in different localizations by multiphoton laser tomography. Skin Res Technol 16:259–264

Koehler MJ, Zimmermann S, Springer S, Elsner P, König K, Kaatz M (2011b) Keratinocyte morphology of human skin evaluated by in vivo multiphoton laser tomography. Skin Res Technol 17:479–486

Koffie RM, Farrar CT, Saidi LJ et al (2011) Nanoparticles enhance brain delivery of blood – brain barrier-impermeable probes for in vivo optical and magnetic resonance imaging. PNAS 108(46):18837–18842

König K (2000) Laser tweezers and multiphoton microscopes in life sciences. Histochem Cell Biol 114:79–92

König K (2008) Clinical multiphoton tomography. J Biophoton 1:13–23

König K, Bückle R, Weinigel M, Köhler J, Elsner P et al (2009) In vivo multiphoton tomography in skin aging studies. Proc SPIE7161, Photonic Therapeutics and Diagnostics V: 71610H

König K, Ehlers A, Stracke F, Riemann I (2006) In vivo drug screening in human skin using femtosecond laser multiphoton tomography. Skin Pharmacol Appl Skin Physiol 19:78–88

König K, Raphael AP, Lin L et al (2011) Applications of multiphoton tomographs and femtosecond laser nanoprocessing microscopes in drug delivery research. Adv Drug Deliver Rev 63:388–404

König K, Riemann I (2003) High-resolution multiphoton tomography of human skin with subcellular spatial resolution and picosecond time resolution. J Biomed Opt 8:450–459

König K, Schneckenburger H (1994) Laser-induced autofluorescence for medical diagnosis. J Fluorescence 4(1):17–40

König K, Schneckenburger H, Meyer H, Rueck A (1995) Fluoreszenzverhalten und photodynamische Aktivität von Propionibacterium acnes. Akt Dermatol 19:199–201

König K, Wabnitz H (1990) Fluoreszenzuntersuchungen mit hoher zeitlicher, spektraler und räumlicher Auflösung. Labortechnik 23:26–31

Kwan AC, Duff K, Gouras GK, Webb WW (2009) Optical visualization of Alzheimer's pathology via multiphoton-excited intrinsic fluorescence and second harmonic generation. Opt Express 17:3679–3689

Labouta HI, Liu DC, Lin LL et al (2011) Gold Nanoparticle Penetration and Reduced Metabolism in Human Skin by Toluene. Pharm Res 28:2931–2944

Lakowicz JR, Szmacinski H, Nowaczyk K, Johnson ML (1992) Fluorescence lifetime imaging of free and protein-bound NADH. Proc Natl Acad Sci U S A 89(4):1271–1275

Lee JN, Jee SH, Chan CC et al (2008) The effects of depilatory agents as penetration enhancers on human skin stratum corneum structures. J Invest Dermatol 128:2240–2247

Leite-Silva VR, Lamer ML, Sanchez WY et al (2013) The effect of formulation on the penetration of coated and uncoated zinc oxide nanoparticles into the viable epidermis of human skin in vivo. Eur J Pharm Biopharm 84:297–308

Levene MJ, Dombeck DA, Kasischke KA, Molloy RP, Webb WW (2004) In vivo multiphoton microscopy of deep brain tissue. J Neurophysiol 91(4):1908–1912

Lin SJ, Lo W, Tan HY et al (2006) Prediction of heatinduced collagen shrinkage by use of second harmonic generation microscopy. J Biomed Opt 11:34020

Lin SJ, Wu RJ, Tan HY et al (2005) Evaluating cutaneous photoaging by use of multiphoton fluorescence and secondharmonic generation microscopy. Opt Lett 30:2275–2277

Lu K, Chen J, Zhou S, Zheng L, Jiang X, Zhu X, Zhao J (2009) Multiphoton laser scanning microscopy of localized scleroderma. Skin Res Technol 15:489–495

Manfredini M, Arginelli F, Dunsby C, French P, Talbot C, König K, Pellacani G, Ponti G, Seidenari S (2013) High-resolution imaging of basal cell carcinoma: a comparison between multiphoton microscopy with fluorescence lifetime imaging and reflectance confocal microscopy. Skin Res Technol 19:e433–e443

Marmorstein AD, Marmorstein LY, Sakaguchi H, Hollyfield JG (2002) Spectral profiling of autofluorescence associated with lipofuscin, Bruch's membrane, and sub-RPE deposits in normal and AMD eyes. Invest Ophthalmol Vis Sci 43(7):2435–2441

Masters BR, So PTC, Gratton E (1997) Multiphoton excitation fluorescence microscopy and spectroscopy of in vivo human skin. Biophys J 72:2405–2412

Masters BR, So PTC, Gratton E (1998) Multiphoton excitation microscopy of in vivo human skin. Ann N Y Acad Sci 838:58–67

Masters BR, So PT (1999) Multi-photon excitation microscopy and confocal microscopy imaging of in vivo human skin: A comparison. Microsc Microanal 5(4):282–289

Nava RG, Li W, Gelman AE, Krupnick AS, Miller MJ, Kreisel D (2010) Two-photon microscopy in pulmonary research. Semin Immunpathol 32:297–304

Paoli J, Smedh M, Ericson MB (2009) Multiphoton laser scanning microscopy – a novel diagnostic method for superficial skin cancers. Semin Cutan Med Surg 28(3):190–195

Paoli J, Smedh M, Wennberg AM, Ericson MB (2008) Multiphoton laser scanning microscopy on non-melanoma skin cancer: morphologic features for future non-invasive diagnostics. J Invest Dermatol 128:1248–1255

Pena AM, Fabre A, Debarre D, Marchal-Somme J et al (2007) Three-dimensional investigation and scoring of extracellular matrix remodeling during lung fibrosis using multiphoton microscopy. Microsc Res Tech 70:162–170

Reinert KC, Dunbar RL, Gao W, Chen G, Ebner TJ (2004) Flavoprotein autofluorescence imaging of neuronal activation in the cerebellar cortex in vivo. J Neurophysiol 92(1):199–211

Rogart JN, Nagata J, Loeser CS, Roorda RD, Aslanian H, Robert ME, Zipfel WR, Nathanson MH (2008) Multiphoton imaging can be used for microscopic examination of intact human gastrointestinal mucosa ex vivo. Clin Gastroenterol Hepatol 6:95–101

Sanchez WY, Prow TW, Sanchez WH, Grice JE, Roberts MS (2010) Analysis of the metabolic deterioration of ex vivo skin from ischemic necrosis through the imaging of intracellular NAD(P)H by multiphoton tomography and fluorescence lifetime imaging microscopy. J Biomed Opt 15(4):046008-1-11

Schenke-Layland K, Stock UA, Nsair A, Xie J et al (2009) Cardiomyopathy is associated with structural remodeling of heart valve extracellular matrix. Europ Heart J 30:2254–2265

Schenke-Layland K, Xie J, Angelis E, Starcher B, Wu K, Riemann I, MacLellan WR, Hamm-Alvarez SF (2008) Increased degradation of extracellular matrix structures of lacrimal glands implicated in the pathogenesis of Sjögren's syndrome. Matrix Biol 27(1):53–66

Seidenari S, Arginelli F, Bassoli S, Cautela J, Cesinaro AM, Guanti M, Guardoli D, Magnoni C, Manfredini M, Ponti G, König K (2013a) Diagnosis of BCC by multiphoton laser tomography. Skin Res Technol 19:e297–e304

Seidenari S, Arginelli F, Dunsby C, French P, König K, Magnoni C, Manfredini M, Talbot C, Ponti G (2012) Multiphoton laser tomography and fluorescence lifetime imaging of basal cell carcinoma: morphologic features for non-invasive diagnostics. Exp Dermatol 21:831–836

Seidenari S, Arginelli F, Dunsby C, French PMW, König K, Magnoni C, Talbot C, Ponti G (2013b) multiphoton laser tomography and fluorescence lifetime imaging of melanoma: morphologic features and quantitative data for sensitive and specific non-invasive diagnostics. Plos one 8(7):e70682

Seidenari S, Schianchi S, Azzoni P, Benassi L, Borsari S, Cautela J, Ferrari C, French P, Giudice S, Koenig K, Magnoni C, Talbot C, Dunsby C (2013c) High-resolution multiphoton tomography and fluorescence lifetime imaging of UVB-induced cellular damage on cultured fibroblasts producing fibres. Skin Res Technol 19:251–257

Skala MC, Riching KM, Bird DK, Gendron-Fitzpatrick A, Eickhoff J, Eliceiri KW, Keely PJ, Ramanujam N (2007a) In vivo multiphoton fluorescence lifetime imaging of protein-bound and free nicotinamide adenine dinucleotide in normal and precancerous epithelia. J Biomed Opt 12(2):024014

Skala MC, Riching KM, Gendron-Fitzpatrick A, Eickhoff J, Eliceiri KW, White JG, Ramanujam N (2007b) In vivo multiphoton microscopy of NADH and FAD redox states, fluorescence lifetimes, and cellular morphology in precancerous epithelia. Proc Natl Acad Sci USA 104(49):19494–19499

Sordillo LA, Pu Y, Pratavieira S, Budansky Y, Alfano RR (2014) Deep optical imaging of tissue using the second and third near-infrared spectral windows. J Biomed Opt 19(5):056004

Teuchner K, Mueller S, Freyer W, Leupold D, Altmeyer P, Stuecker M, Hoffmann K (2003) Femtosecond twophoton-excited fluorescence of melanin. In: Belfield KD, Caracci SJ, Kajzar F, Lawson CM, Yeates AT (Hrsg) Multiphoton absorption and nonlinear transmission processes: Materials, theory, and applications. SPIE 211–219

Tian GF, Takano T, Lin JHC, Wang X, Bekar L, Nedergaard M (2006) Imaging of cortical astrocytes using 2-photon laser scanning microscopy in the intact mouse brain. Adv Drug Deliv Rev 58(7):773–787

Tsai TH, Jee SH, Dong CY, Lin SJ (2009) Multiphoton microscopy in dermatological imaging. J Dermatol Sci 56:1–8

Ulrich M, Klemp M, Darvin ME, König K, Lademann J, Meinke MC (2013) In vivo detection of basal cell carcinoma: comparison of a reflectance confocal microscope and a multiphoton tomograph. J Biomed Opt 18(6):61229

Wang BG, König K, Halbhuber KJ (2006a) Corneal multiphoton microscopy and intratissue optical nanosurgery by nanojoule femtosecond near-infrared pulsed lasers. Ann Anat 188(5):395–409

Wang BG, König K, Halbhuber KJ (2007a) Intraocular nonlinear optical tomography and corneal flap generation using nanojoule femtosecond near-infrared lasers. Clin Surg Ophthalmol 25(7):246

Wang BG, König K, Halbhuber KJ (2010) Two-photon microscopy of deep intravital tissue and ist merits in clinical research. J Microsc 238(1):1–20

Wang BG, König K, Riemann I, Krieg R, Halbhuber KJ (2006b) Intraocular multiphotonmicroscopy with subcellular spatial resolution by infrared femtosecond lasers. Histochem Cell Biol 126(4):507–515

Wang BG, Riemann I, Schubert H, Schweitzer D, König K, Halbhuber KJ (2007b) Multiphoton microscopy for monitoring intratissue femtosecond laser surgery effects. Lasers Surg Med 39(6):527–533

Yu B, Dong CY, So PT et al (2001) In vitro visualization and quantification of oleic acid induced changes in transdermal transport using two-photon fluorescence microscopy. J Invest Dermatol 117:16–25

Yu B, Kim KH, So PTC et al (2003) Visualization of oleic acidinduced transdermal diffusion pathways using two-photon fluorescence microscopy. J Invest Dermatol 120;448–455

Zieger M, Springer S, Koehler MJ, Kaatz M (2015) Multiphotonentomographie. Hautarzt 66:511–521

Zipfel WR, Williams RM, Christie R et al (2003) Live tissue intrinsic emission microscopy using multiphoton-excited native fluorescence and second harmonic generation. Proc Natl Acad Sci USA 100:7075–7080

Zoumi A, Lu X, Kassab GS, Tromberg BJ (2004) Imaging coronary artery microstructure using second-harmonic and twophoton fluorescence microscopy. Biophys J 87(4):2778–2786

Zoumi A, Yeh A, Tromberg BJ (2002) Imaging cells and extracellular matrix in vivo by using second-harmonic generation and two-photon excited fluorescence. Proc Natl Acad Sci USA 99:11014–11019

Multispektralanalyse

R. Ostendorf

J. Welzel, E.C. Sattler (Hrsg.), *Nichtinvasive physikalische Diagnostik in der Dermatologie*,
DOI 10.1007/978-3-662-46389-5_6, © Springer-Verlag Berlin Heidelberg 2016

6.1   Technik

Unter Multispektralanalyse wird die Erfassung und Analyse der Oberflächen- und Gewebereflexionsdaten verschiedener Wellenlängen des sichtbaren Lichtes und infraroter Wellenlängen verstanden. Die auf die spektrophotometrische intrakutane Analyse aufbauenden Systeme SIAsCOPY® und MoleMate® wurden primär zum Einsatz in allgemeinmedizinischen Praxen gebracht und werden daher hier nicht weiter diskutiert, eine wesentliche Überlegenheit gegenüber der alleinigen klinischen Untersuchung in Kombination mit der Dermatoskopie konnte für diese Systeme bisher nicht gezeigt werden (March et al. 2015).

MelaFind® ist der Handelsname eines für Dermatologen entwickelten Computersystems; Patenthalter und Hersteller ist die Firma MELA Sciences, Irvington, NY, USA. Das Handstück wurde in Zusammenarbeit mit der Firma Askion GmbH (Gera, Deutschland), die neunteilige Linse in Kooperation mit der Firma Carl Zeiss (Jena, Deutschland) entwickelt und wird dort produziert. Das System wurde in den USA von der FDA (U.S. Food and Drug Administration) im November 2011 zugelassen und nach Konformitätsabklärung auch der Vertrieb in Europa (CE-Kennzeichnung) gestattet. Das Gerät (◘ Abb. 6.1) ist laut EG-Richtlinie über Medizinprodukte, Anhang IX, Regel 10, Absatz 1 als Produkt der Klasse IIa eingestuft.

Aus dem Untersuchungshandstück werden zehn verschiedene Wellenlängen von Blau (430 nm) bis nahes Infrarot (950 nm) von einer LED-Einheit emittiert (◘ Abb. 6.2). Die Daten werden anschließend von einem CMOS-Digitalsensor (Complementary Metal-Oxide Semiconductor) im Handgerät aufgenommen. Bei jeder Untersuchung werden die Multispektraldaten und die Bilder der hochauflösenden Digitalkamera auf dem Bildschirm dargestellt. Zu jeder der Wellenlängen (430 nm, 470 nm, 500 nm, 550 nm, 600 nm, 650 nm, 700 nm, 770 nm, 880 nm und 950 nm) können jeweils die Multispektral-, die Asymmetrie-, die Textur- und die Strukturbilder auf Wunsch einzeln aufgerufen werden. Jedes dieser Digitalbilder hat eine Auflösung von 1280 × 1024 Pixel, wobei die Pixel in der Ebene der Läsion einer Größe von 20 μm × 20 μm entsprechen. Wei-

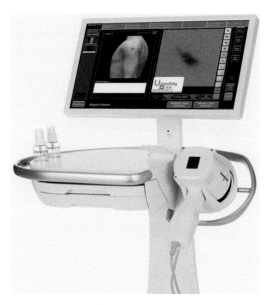

◘ **Abb. 6.1** MelaFind®

ter aufrufbare Funktionen an den Bildern sind das Verbergen von Rand, Haar oder „Alles" oder „Fehler zeigen".

Die Software des Basiscomputers segmentiert die Läsion mit Hilfe der zehn Multispektralaufnahmen und extrahiert die erforderlichen Merkmalsparameter aus diesen Läsionsdaten, um eine Bewertung der Läsion zu ermöglichen. Erste Voruntersuchungen zur Eignung der Methode wurden 2000 veröffentlicht (Gutkowicz-Krusin et al. 2000), die Software basiert jedoch auf den histologischen Ergebnissen von ca. 10.000 exzidierten Läsionen, hierunter ca. 600 Melanomen. Daten für die Zulassungsstudie und die Bilder der Leserstudien entstammen den 1632 studiengeeigneten Läsionen der Monheit-Arbeit (Monheit et al. 2011). Der Algorithmus der Software führte in der ersten Version nur zu einer Unterscheidung zwischen „MelaFind-negative" und „MelaFind-positive" (◘ Abb. 6.3). Die nächste Softwareversion (Juli 2013 bis Mai 2014) ermöglichte dann die Angabe eines Scorewertes, der mit der Wahrscheinlichkeit der Malignität der Läsion korreliert, und übermittelte die Unterscheidung zwischen „High Disorganization" und „Low Disorganization" (◘ Abb. 6.4), sodass nicht mehr nur reine Schwarz-Weiß-Beurteilungen an den Anwender weitergegeben wurden. Mit zunehmender Produktreife wurde die Kommu-

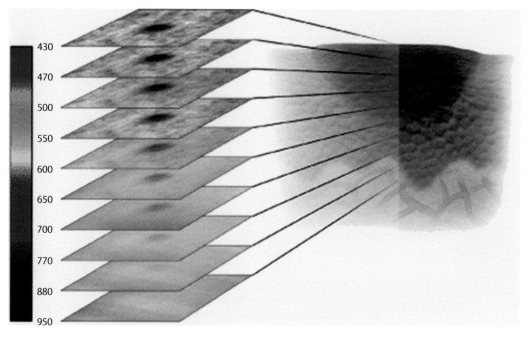

■ **Abb. 6.2** Licht mit zehn verschiedenen Wellenlängen wird ausgesendet, um Daten der Läsion zu erhalten

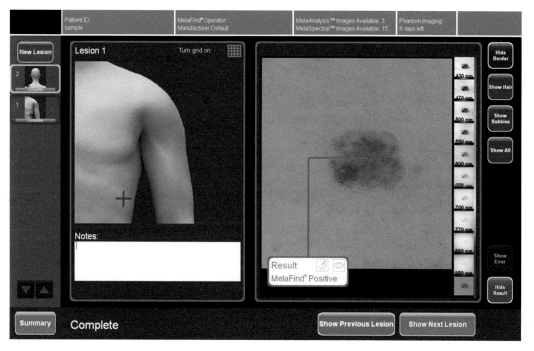

■ **Abb. 6.3** Screenshot der ersten Softwareversion

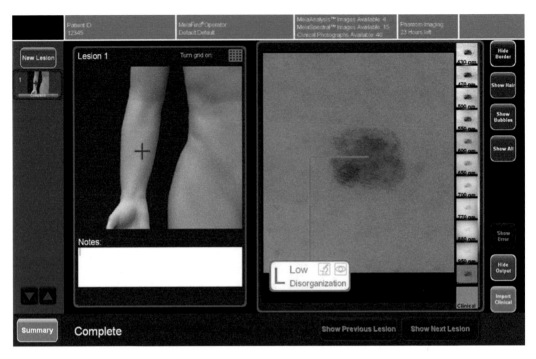

Abb. 6.4 Screenshot Softwareversion 2013

nikation an den Benutzer jetzt so verfeinert, dass er die Wahrscheinlichkeit der Malignität (geschätzt anhand der Datenbank der über 10.000 biopsierten pigmentierten Hautläsionen, s. o.) unmittelbar ablesen kann. Sowohl die Wahrscheinlichkeit für „hochgradig atypische Läsionen (schwere dysplastische Nävi/atypische melanozytäre Hyperplasien oder Proliferation)" als auch die Wahrscheinlichkeit für ein Melanom werden in der letzten Softwareversion sowohl in Prozent angegeben als auch graphisch dargestellt (■ Abb. 6.5). Die Berechnung basiert auf einem statistischen Regressionsmodell, abgeleitet aus den Daten der Zulassungsstudie von MelaFind® (Monheit et al. 2011). Die zugrunde-liegenden proprietären Algorithmen sollen dem Anwender eine Einschätzung der dreidimensiona-len morphologischen Störung der Läsion ohne In-formationsverluste (wie bei den ersten Versionen) ermöglichen.

> Vor der Inbetriebnahme von MelaFind® ist eine Eichungsprozedur durchzuführen, welche 1-mal täglich zu wiederholen ist.

Praxistipp

- Klinisch atypisch pigmentierte Hautläsion von störender Behaarung befreien
- Mit Isopropylalkohol entfetten und desinfizieren
- Untersuchungskopf (■ Abb. 6.6) aufsetzen
- Reflexion nach Lichtemission aus zehn verschiedenen Wellenlängen aus einer Tiefe von bis zu 2,5 mm messen

Die gewonnenen Messwerte werden dem folgenden firmeneigenen Satz von Algorithmen unterworfen (Einteilung nach Firmenangaben):

- Eichungsalgorithmen zur Reduzierung von Hintergrundrauschen und Artefakten sowie Bestimmung des Streulichtes,
- Qualitätskontrollalgorithmen, um Probleme wie z. B. Über-/Unterbestrahlung, nicht erlaubte Läsionsgrößen, Haare, Blasen, Bewegungsartefakte während der Messung zu erkennen und an den Untersucher zu kommunizieren,

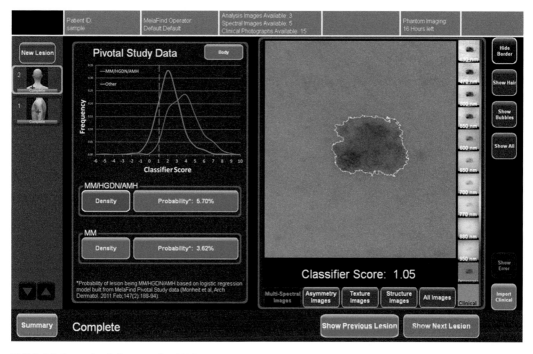

Abb. 6.5 Screenshot Softwareversion 2014

— Läsion-Segmentations-Algorithmen, um die
 zur Läsion zugehörigen Pixel zu identifizieren,
— Eigenschaftsextraktionsalgorithmen zur Berechnung quantitativer Läsionsparameter,
— Läsionsqualifikationsalgorithmen zur Bestimmung der Malignitätswahrscheinlichkeit
 anhand des Grades der dreidimensionalen
 morphologischen Desorganisation.

Anschließend wird das Ergebnis am Monitor dargestellt. Hierbei existieren verschiedene Möglichkeiten der Darstellung. Zu jeder der zehn Wellenlängen lassen sich 8 Bilder aus unterschiedlichen
Tiefen am Monitor darstellen. Zusammenfassend
erfolgt in der neuesten Softwareversion neben dem
Scorewert sowohl eine graphische Darstellung als
auch die Angabe in Prozent der Malignitätswahrscheinlichkeit und der Wahrscheinlichkeit für einen
„hochgradig dysplastischen Nävus" bzw. eine „atypische Melanozytenproliferation/-hyperplasie". Untersuchungen zur Konstanz der Algorithmen einer
Läsion bei verschiedenen Geräten und über einen
längeren Beobachtungszeitraum einer Läsion liegen
der Firma vor, sind bisher aber nicht veröffentlicht.

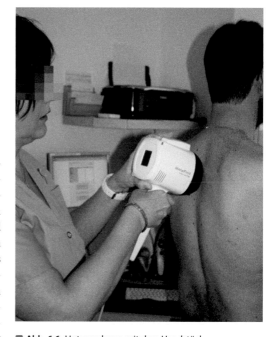

Abb. 6.6 Untersuchung mit dem Handstück

Sicherheitsinformation des Herstellers
„MelaFind® ist nicht für das Screening gedacht und kontraindiziert bei nichtpigmentierten Läsionen, allgemeinen pigmentierten Läsionen, Läsionen die klinisch eindeutig als Melanom imponieren sowie bei Läsionen an bestimmten Lokalisationen (akral, mukös, subungual). Mela-Find® sollte mit fachärztlich-dermatologischer Expertise angewendet werden. MelaFind® ist nicht für die Erkennung anderer pigmentierter Hautkrebsformen als dem Melanom indiziert, sodass die Diagnose solcher Läsionen auf der klinischen Erfahrung des Dermatologen beruht. MelaFind® sollte auch nicht bei Patienten zum Einsatz kommen, die auf den zur Hautdesinfektion der Läsion verwendeten Isopropylalkohol allergisch reagieren.
MelaFind® sollte nicht zur Bestätigung der klinischen Diagnose eines Melanoms herangezogen werden. Ein MelaFind®-negatives Ergebnis kann die Möglichkeit nicht gänzlich ausschließen, dass es sich bei der untersuchten Läsion doch um ein Melanom handelt bzw. dass sich die Läsion in diese Richtung entwickeln könnte."

6.2 Indikationen

In die Entscheidung, ob eine grenzwertig suspekte melanozytäre Läsion exzidiert wird, fließen immer verschiedenste Faktoren ein („ugly duckling", makroskopischer Eindruck, auflichtmikroskopisches Bild, Kontrollmöglichkeiten, Veränderungen im Zeitverlauf, Patientenwunsch u. a.), hier eine zusätzliche automatisierte Bewertung durch ein objektives System zu erhalten, wäre für die Entscheidungsfindung oft hilfreich. Nur für diese klinisch nicht sicher einzuordnenden, darüber hinaus pigmentierten und nicht z. B. akral, mukös oder subungual lokalisierten Läsionen ist MelaFind® geeignet, nicht für ein Screening! Somit ist die Vorauswahl der zu untersuchenden Läsionen durch einen versierten Dermatologen ein essenzieller erster Schritt des Untersuchungsablaufes.

MelaFind® ist indiziert bei klinisch atypischen, kutanen, pigmentierten Hautläsionen mit einem Durchmesser von 2–22 mm, die der Untersuchung mit der Optik des Handstückes zugänglich sind. Diese Läsionen müssen ausreichend pigmentiert sein (kontraindiziert bei nichtpigmentierten und hautfarbenen Läsionen), keine durch eine frühere Verletzung bedingte Vernarbung oder Fibrose aufweisen, eine intakte Hautoberfläche besitzen (d. h. weder Ulzeration noch Blutung) und einen Mindestabstand von 1 cm zum Auge haben. Des Weiteren dürfen diese Läsionen auch keine Fremdkörper aufweisen oder sich an bestimmten anatomischen Lokalisationen befinden (kontraindiziert bei akraler, palmarer, plantarer, muköser und subungualer Lokalisation). Angestrebt ist die Unterstützung des Dermatologen bei der möglichst frühen Erkennung von Melanomen und die Vermeidung unnötiger Exzisionen.

MelaFind® sollte nicht bei anderen pigmentierten Hautkrebsformen als dem malignen Melanom eingesetzt werden, auch wenn dieses natürlich akzidentell geschehen kann. Durch die zusätzlichen MelaFind®-Informationen besteht ein Risiko, dass Melanome nicht erkannt und vor allem histologisch gutartige Läsionen unnötigerweise exzidiert werden. In der Zulassungsstudie stufte MelaFind® 3 der 175 histologisch als maligne gesicherten Läsionen als MelaFind®-negativ ein, auch wenn die Sensitivität bei dem niedrigen Cut-Off der Zulassungsstudie als sehr hoch anzusehen ist. MelaFind®-negative Läsionen (geringer Desorganisationsgrad) müssen entsprechend abgeklärt werden, um andere Hautmalignome als das Melanom auszuschließen.

6.3 Ausblick

Die Inzidenz kutaner maligner Melanome steigt weltweit, wobei die Mortalität trotz dieses Anstieges in einigen Ländern wie der Schweiz und Deutschland konstant gehalten werden kann. Dies scheint der frühen Diagnosestellung in diesen Ländern zuzuschreiben zu sein. In anderen Ländern, hier seien exemplarisch Polen und Rumänien erwähnt, liegt die Mortalität nach WHO-Daten fast doppelt so hoch (De Angelis et al. 2014). Eine frühe Diagnose des malignen Melanoms zu ermöglichen und somit die Mortalitätsrate zu senken ist daher unbedingt wünschenswert. Der Einsatz von technischen Hilfsmitteln ist bei im Übrigen sonst subjektiven, in ih-

◨ **Tab. 6.1** Sensitivität und Spezifität der Dermatologen in Arm 1 vs. MelaFind® und vs. Dermatologen in Arm 2. (Nach Hauschild et al. 2014)

	Richtig-positiv bei 65 Melanomen unter 130 Läsionen	Richtig-negativ bei 65 Nicht-Melanomen unter 130 Läsionen	Sensitivität (95% CI)	Spezifität (95% CI)
MelaFind®	63	6	96,9% (91,5%, 99,6%)	9,2% (3,6%, 17,3%)
Arm 1: Dermatologen, die klinische Informationen und drei digitale Fotografien erhielten	45	36	69,5% (64,3%, 76,0%)	55,9% (47,3%, 60,5%)
Arm 2: Dermatologen, die klinische Informationen, drei digitale Fotografien und das MelaFind®-Resultat erhielten	51	30	78,0% (73,9%, 83,5%)	45,8% (38,1%, 50,8%)
Unterschied* – MelaFind® vs. Arm 1			27,4% (≥ 20,0%)	−46,7% (≤ −36,1%)
Unterschied* – Arm 1 vs. Arm 2			8,5% (≥ 7,1%)	−10,1% (≤ −8,4%)

*Einseitiger Test p < 0,00001

rer Qualität von individuellen Faktoren abhängigen, Untersuchungsmethoden erstrebenswert. Insbesondere im Management besonderer Risikopatienten und vor allem bei grenzwertigen Läsionen könnte die Multispektralanalyse hier hilfreich sein.

In der Zulassungsstudie (Monheit et al. 2011) klassifizierte MelaFind® 98,4% der Melanome (125 von 127, hierunter 45% in situ) als MelaFind®-positiv, die Gesamtzahl der Läsionen war 1831, wovon 1632 ausgewertet werden konnten. Alle biopsierten Läsionen wurden mindestens zwei Pathologen vorgelegt, bei Diskordanz noch einem dritten Patholgen. Erwähnenswert an dieser Stelle ist, dass im Zweifelsfall für Malignität entschieden wurde. Die Spezifität von MelaFind® in dieser Studie wurde mit 9,9% angegeben. In einer großen Leserstudie (Studie von Hauschild et al. 2014; MelaFind®-Daten und Bildmaterial aus Protokoll 20063 nach FDA Summary of Safety and Effectiveness Data) betrug die Spezifität von MelaFind® 9,2%, d.h., von den

65 gutartigen Pigmentläsionen wurden durch MelaFind® nur 6 als gutartig klassifiziert. Die 130 Läsionen stammten auch aus der Monheit-Studie, für die deutsche Leserstudie wurden hier wie im Protokoll 20063 65 Melanome (von 127) und 65 benigne Läsionen (von 308 aus 1505) zufällig ausgesucht. Von den 65 Nicht-Melanomen waren 30% gering dysplastische Nävi, 8% nicht-dysplastische Nävi, 10% Keratosen und Lentigines und 2% nicht melanozytärer Hautkrebs, alle Borderline-Läsionen, d.h. schwere dysplastische Nävi/atypische melanozytäre Hyperplasien oder Proliferation waren aus der Monheit-Studie ausgeschlossen worden. In diesem Setting verbesserte die MelaFind®-Information (Studienarm 2) die Sensitivität der Dermatologen (Studienarm 1 Dermatologen ohne diese Information) bei allerdings gleichzeitiger Senkung der Spezifität (◨ Tab. 6.1).

Die erste „Reader study" (Friedman et al. 2008) sprach noch von einer Spezifität von 44%, wobei

Läsionen aus der Datenbank, die zur Entwicklung der MelaFind®-Algorithmen genutzt wurden, eingeschlossen wurden (990 kleine Pigmentläsionen, hierunter alle 49 Melanome und 50 zufällig aus dieser Datenbank hinzugefügte Kontrollnävi, sodass 99 Pigmentläsionen zu untersuchen waren). Alle weiteren Leserstudien (Monheit et al. 2011; Rigel et al. 2012; Yoo et al. 2013; Hauschild et al. 2014; FDA SSED) benutzen durchweg das gleiche Bildmaterial aus der Monheit-Studie, auch wenn jeweils unterschiedlich viele Läsionen den „Lesern" vorgelegt wurden. Bei Monheit wurden 25 Melanome (11 invasive und 14 in situ) und 25 benigne Läsionen den „Readern" vorgelegt. Das Bildmaterial der Rigel-Studie benutzte das der Monheit-Bilddatenbank, hiervon jedoch nur eine Auswahl von 24 Läsionen, hierunter 5 Melanome, die für die Studie 4 Modellpatienten mit „passender Klinik" zugeordnet wurden.

Problematisch an diesen Leserstudien ist, dass alle höhergradig dysplastischen Läsionen aus der Monheit-Studie und somit aus allen Leserstudien außer der Friedman-Studie ausgeschlossen wurden, dabei wäre eine Diskriminierung gerade dieser Läsionen unter klinischen Gesichtspunkten besonders wünschenswert. Andererseits ist dies verständlich, da eine eindeutige Einordung dieser Läsionen als gutartig oder bösartig bisher selbst histologisch schwierig ist. Auf die prinzipielle Diskussion um den „dysplastischen" Nävus und die sehr uneinheitliche Verwendung dieses Begriffes soll hier nicht eingegangen werden, ideal wäre jedoch ein „Goldstandard", der schärfer und exakter diskriminiert, als uns dies bisher mit der teilweise subjektiven histologischen Beurteilung möglich ist (vgl. auch Diskordanz der Beurteilung der Pigmentmale in der Monheit-Studie). Ob Mutationsanalysen hier schon in naher Zukunft eine Hilfe sein können, muss zum jetzigen Zeitpunkt noch offen bleiben. Inwieweit jeder schwere dysplastische Nävus, jede atypische melanozytäre Hyperplasie/Proliferation exzidiert gehört, ist durchaus umstritten, zumal diese Begriffe schlecht definiert und in der Nomenklatur nicht wirklich etabliert sind.

Fast alle Anwender der ersten Softwareversion waren stark irritiert von der sehr hohen Rate von „MelaFind-positiven" Läsionen. Bei Exzision vieler dieser „positiven" Läsionen zeigten sich unter Alltagsbedingungen kaum histologische Auffälligkeiten, das zusätzliche Detektieren eines malignen Melanoms wurde unter den Anwendern so gut wie nicht kommuniziert.

❯ Der Youden-Index (Sensitivität + Spezifität −1) ist – berechnet mit den Werten aus der Hauschild-Studie – mit einem Wert von 0,06 Ausdruck der äußerst geringen Validität von MelaFind® als alleinigem diagnostischem Test.

Bei ehrlicher Analyse der Datenlage zur Multispektralanalyse ist dies allerdings nicht überraschend, da bei geringer Wahrscheinlichkeit für ein Melanom die geringe Spezifität zu dieser Frustration führen muss. Hierauf hat die Herstellerfirma reagiert und übermittelt seit der zweiten Softwareversion nun einen Scorewert, der die Auffälligkeit der Läsion bei der Multispektralanalyse quantifiziert. Insbesondere Läsionen mit niedrigen Scorewerten werden unter Praxisbedingungen bei sonst fehlenden Malignitätskriterien nun zumeist nicht mehr exzidiert, sondern eher einer engmaschigen Kontrolle zugeführt. Bei der ärztlichen Abschätzung der Malignitätswahrscheinlichkeit einer melanozytären Läsion ist die Multispektralanalyse nur einer von vielen Parametern, der in die Kalkulation eingeht.

Die Frage, ob die Multispektralanalyse, auch unter Kosten-Nutzen-Gesichtspunkten, bei der täglichen Anwendung im Rahmen von Massenscreenings hilfreich sein kann, muss zum jetzigen Zeitpunkt unbeantwortet bleiben. Die in der ersten Softwareversion implementierte „positiv/negativ"-Beurteilung war hier wenig zielführend und führte beim verunsicherten Anwender und Patient zu einer Vermehrung der Anzahl unnötiger Exzisionen. In der Kommunikation mit technikgläubigen Patienten mag dies ein „sinnvolles" Hilfsinstrument bei fehlendem Problembewusstsein des Patienten gewesen sein, aber erst der in späteren Softwareversionen implementierte Score und vor allem die unmittelbare Angabe der Wahrscheinlichkeit für einen „dysplastischen/hochgradig atypischen" Nävus und auch der Wahrscheinlichkeit (geschätzt anhand der MelaFind®-Datenbank) für ein Melanom in Prozent einschließlich deren graphische Darstellung liefern nun die Grundlagen für eine „informierte Entscheidung" von Arzt und Patient für oder gegen eine Exzision. Im Vorfeld der Anwendung verhindern in der Praxis oft sowohl Kostengesichtspunkte als auch der Patientenwunsch nach Abklärung mit Hilfe des aktuellen „Goldstandards" (der histologischen Untersuchung des Exzidates) den Einsatz von MelaFind® im klinischen Alltag. MelaFind® ist nicht Gegenstand des Leistungskataloges der GKV in Deutschland, und auch die Analogabrechnung nach GOÄ (4815) ist bisher weder mit den privaten Krankenkassen noch mit der Bundesärztekammer konsentiert.

Ob „MelaFind" ein wertvolles klinisches Hilfsmittel bei der Entdeckung früher Melanome sein könnte und möglicherweise zu einer höheren Effizienz und einer niedrigeren Patientenmorbidität beizutragen vermag" (Hauschild et al. 2014), muss aktuell offen bleiben, da letztendlich nur eine Studie mit Ärzten, die MelaFind® nutzen, im Vergleich zu Ärzten, die dieses System nicht nutzen, diese Frage beantworten kann. Hierbei wäre eine lange Nachbeobachtung der nicht exzidierten Läsionen erforderlich, sofern am Ende im Versuchssetting nicht doch alle Läsionen exzidiert und einer histologischen Untersuchung zugeführt werden. Solche Studiendesigns sind verständlicherweise schwer umzusetzen. Der belastbare Nachweis des Nutzens der Multispektralanalyse und der aktuellen Logarithmen von MelaFind® wird jedoch nur auf diesem Weg möglich sein. Darüber hinaus ergibt sich die Frage, ob eine Optimierung der aktuell benutzen Logarithmen durch Erweiterung der zugrundeliegenden Datenbank möglich ist.

Literatur

Cukras AR (2013) On the comparison of diagnosis and management of melanoma between dermatologists and MelaFind. JAMA Dermatol 149(5):622–623

De Angelis R, Sant M, Coleman MP, Francisci S, Baili P, Pierannunzio D, Trama A, Visser O, Brenner H, Ardanaz E, Bielska-Lasota M, Engholm G, Nennecke A, Siesling S, Berrino F, Capocaccia R, EUROCARE-5 Working Group (2014) Cancer survival in Europe 1999–2007 by country and age: results of EUROCARE-5 – a population-based study. Lancet Oncol 15(1):23–34

FDA (U.S. Food and Drug Administration) November 1, 2011; Updated January 25, 2012. http://www.accessdata.fda.gov/scripts/cdrh/cfdocs/cftopic/pma/pma.cfm?num=p090012. Zugegriffen: 14. Oktober 2014

Friedman RJ, Gutkowicz-Krusin D, Farber MJ, Warycha M, Schneider-Kels L, Papastathis N, Mihm MC, Googe P, King R, Prieto VG, Kopf AW, Polsky D, Rabinovitz H, Oliviero M, Cognetta A, Rigel DS, Marghoob A, Rivers J, Johr R, Grant-Kels JM, Tsao H (2008) The diagnostic performance of expert dermoscopists vs a computer-vision system on small-diameter melanomas. Arch Dermatol 144(4):476–482

Gutkowicz-Krusin D, Elbaum M, Jacobs A, Keem S, Kopf AW, Kamino H, Wang S, Rubin P, Rabinovitz H, Oliviero M (2000) Precision of automatic measurements of pigmented skin lesion parameters with a MelaFind™ multispectral digital dermoscope. Melanoma Research 10:563–570

Hauschild A, Chen SC, Weichenthal M, Blum A, King HC, Goldsmith J, Scharfstein D, Gutkowicz-Krusin D (2014) To excise or not: impact of MelaFind on German dermatologist decisions to biopsy atypical lesions. JDDG 12:606–616

March J, Hand M, Grossman D (2015) Practical approaches of new technologies for melanoma diagnosis. Part I. Noninvasive approaches. J Am Acad Dermatol 72(6):929–942

MELA Sciences, Inc. http://melasciences.com/de/melafind. Zugegriffen: 14. Oktober 2014

Monheit G, Cognetta AB, Ferris L, Rabinovitz H, Gross K, Martini M, Grichnik JM, Mihm M, Prieto V, Googe P, King R, Toledano A, Kabelev N, Wojton M, Gutkowicz-Krusin D (2011) The performance of MelaFind: a prospective multicenter study. Arch Dermatol 147(2):188–194

Rigel DS, Roy M, Yoo J, Cockerell CJ, Robinson JK, White R (2012) Impact of guidance from a computer-aided multispectral digital skin lesion analysis device on decision to biopsy lesions clinically suggestive of melanoma. Arch Dermatol 148(4):541–543

Stolz W (2014) Melanom-Früherkennung und automatische Analyse pigmentierter Hautveränderungen. JDDG 12:535–536

Wells R, Gutkowicz-Krusin D, Veledar E, Toledano A, Chen SC (2012) Comparison of diagnostic and management sensitivity to melanoma between dermatologists and MelaFind: a pilot study. Arch Dermatol 148(9):1083–1084

Winkelmann R, Nikolaidis G, Rigel D, Tucker N, Speck L (2015) Comparison of the distribution of morphological disorganization of pigmented lesions in a community-based practice versus a university-based clinical setting as measured by a multispectral digital skin lesion analysis device: impact on diagnosis. J Clin Aesthet Dermatol 8(2):16–18

Winkelmann R, Rigel D, Kollmann E, Swenson N, Tucker N, Nestor M (2015) Negative predictive value of pigmented digital skin lesion analysis in a community practice setting. J Clin Aesthet Dermatol 8(3):20–22

Winkelmann RR, Rigel D (2015) Response to CME article „Screening, early detection, education, and trends for melanoma: current status (2007–2013) and future directions. Part I. Epidemiology, high-risk groups, clinical strategies, and diagnostic technology". J Am Acad Dermatol 72(4):745–747

Yoo J, Einstein A, Rigel D, Roy M, White R (2013) Impact of guidance from a multispectral digital skin lesion analysis device on dermatology residents decisions to biopsy lesions clinically suggestive of melanoma. J Am Acad Dermatol 68(4):AB152

Elektrische Impedanzspektroskopie (EIS)

E. von Kienlin, P. Mohr

J. Welzel, E.C. Sattler (Hrsg.), *Nichtinvasive physikalische Diagnostik in der Dermatologie*,
DOI 10.1007/978-3-662-46389-5_7, © Springer-Verlag Berlin Heidelberg 2016

Wegen nach wie vor steigender Inzidenz und bleibend hoher Mortalitätsrate bei Melanomen (Bay et al. 2015) ist deren Früherkennung ein wichtiger Fokus in nahezu allen dermatologischen Praxen. Das Hauptinteresse gilt der Erkennung zu einem möglichst frühen Zeitpunkt: in situ oder Stadium 1 (Kardynal und Olszewska 2014). Die gängigen dermatoskopischen Algorithmen zur Differenzierung von Melanomen und gutartigen melanozytären Hautveränderungen, wie zum Beispiel Musteranalyse, ABCDE-Regel nach Stolz, und die 7-Punkte-Analyse nach Argenziano weisen eine begrenzte Sensitivität und Spezifität auf (Blum et al. 2003). Die Sorge, bei einem Patienten ein Melanom übersehen zu haben, begleitet daher viele Dermatologen in ihrer täglichen Arbeit, was verständlicherweise meist zu der Einstellung führt: „If in doubt, cut it out". Auf der anderen Seite gibt es gute Gründe, die Anzahl unnötig exzidierter Läsionen zu vermindern. Ein wissenschaftlich abgesichertes, automatisiertes – und möglichst auch delegierbares – Verfahren, welches bei unklaren Läsionen weitere verlässliche Informationen zur Exzisionsentscheidung liefert, ist daher eine willkommene Ergänzung. Nach ersten Grundlagenforschungen zu Impedanzmessungen auf der Haut wurde in insgesamt 20-jähriger Entwicklungsarbeit am Karolinska-Institut in Stockholm unter der wissenschaftlichen Leitung von Stig Ollmar ein Gerät zur elektrischen Impedanzspektroskopie mit dem Ziel einer zuverlässigen Melanomdiagnostik entwickelt.

7.1 Technik

7.1.1 Physikalisches Prinzip

Bei unterschiedlichen medizinischen Bedingungen weist das Hautgewebe verschiedene elektrische Eigenschaften auf (Reinhold und Kellner 2013). Atypisches Gewebe weist beispielsweise eine andere Zellstruktur, Zellform, Größe, Ausrichtung und Kompaktheit im Unterschied zu normalem Gewebe auf. Alle diese Veränderungen wirken sich auf die Fähigkeit der Zelle wie auch der extrazellulären Matrix aus, Elektrizität zu leiten und zu speichern. Die elektrische Impedanzspektroskopie (EIS) kann dann diese Veränderungen durch Aussendung und Messung von elektrischen Signalen analysieren und kann auf diese Weise beispielsweise auf ein malignes Melanom hinweisen.

EIS misst hierzu den Gesamtwiderstand im Gewebe bei Wechselströmen unterschiedlicher Frequenzen. Dabei wird zwischen zwei Elektroden an der Sondenspitze eine für den Patienten nicht wahrnehmbare wechselnde Spannung angelegt und gemessen. Um die Läsion sowohl in der Breite als auch in der Tiefe abzudecken, wird die Messung in zehn Permutationen über der gesamten Läsion vorgenommen. Dabei erfolgen sowohl flache Messungen zwischen benachbarten Elektroden als auch tiefere Messungen zwischen weiter voneinander entfernten Elektroden. Die Messtiefe beträgt bis zu 2,5 mm. Innerhalb weniger Sekunden wird die Läsion durch einen Algorithmus anhand vergleichender Messdaten von der Läsion und einer in der Umgebung der Läsion befindlichen Referenzstelle klassifiziert (◘ Abb. 7.1).

Die vom EIS-System eingesetzten Frequenzen (1 kHz bis 2,5 MHz) beziehen sich auf die klinisch relevanten Eigenschaften wie Zusammensetzung der intra- und extrazellulären Umgebung, Zellform und -größe sowie auf die Zusammensetzung der Zellmembranen, die allesamt den von Dermatohistopathologen für die Diagnose von Hautkrebs verwendeten Kriterien ähnlich sind.

> ❯ EIS ermöglicht durch Messung der elektrischen Eigenschaften von Zellen und extrazellulärer Matrix, bis zu einer Gewebetiefe von 2,5 mm den Grad der Atypie einer melanozytären Läsion festzustellen.

7.1.2 Messgerät Nevisense®

Mit dem Nevisense® der Firma SciBase steht seit 2013 nunmehr ein zugelassenes Gerät zur elektrischen Impedanzspektroskopie zur Verfügung. Hierbei handelt es sich um ein etwa laptopgroßes Gerät mit 12"-Farbtouchscreen, welches sämtliche zur Bedienung und Analyse erforderliche Hardware enthält. Ein integrierter Akku ermöglicht eine stromunabhängige Funktion und damit einen mobilen Einsatz. Per Kabel ist ein Applikationshandstück verbunden, welches zur Aufnahme

Durch den Einsatz variierender elektrischer Frequenzen erkennt Nevisense abnormale Zellstrukturen – die Anzeichen für bösartige Hautveränderungen.

Normales Gewebe

Abnormales Gewebe

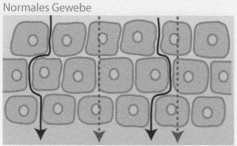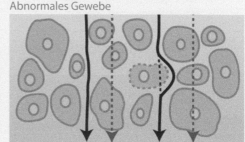

—— Niedrige Frequenzen – geben vor allem den Bereich außerhalb der Zellen wieder.
········ Hohe Frequenzen – geben den Bereich innerhalb und außerhalb der Zellen wieder.

◘ **Abb. 7.1** Unterschiedliche elektrische Eigenschaften von normalem und abnormalem Gewebe

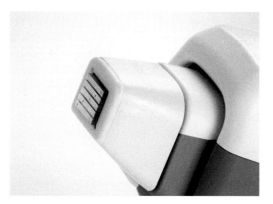

◘ **Abb. 7.2** Applikator mit Elektroden mit 225 Spikes, verteilt auf 5 Elektrodenbalken. Die Spikes sorgen für einen guten Fluss des Messstromes. (Mit freundl. Genehmigung der Fa. SciBase)

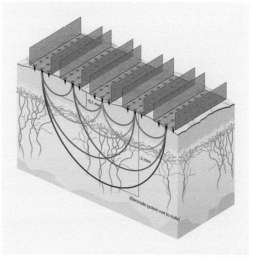

◘ **Abb. 7.3** Wirkungsweise der elektrischen Impedanzmessung. (Mit freundl. Genehmigung der Fa. SciBase)

der Elektroden dient. Die nicht autoklavierbaren Messelektroden sind patientenbezogenes Verbrauchsmaterial und liefern laut Herstellerangabe jeweils für ca. 10 Läsionen zuverlässige Ergebnisse (SciBase 2014).

Die Messsonden bzw. Elektroden bestehen aus fünf kleinen Elekrodeneinheiten mit insgesamt 225 Spikes auf einer quadratischen Oberfläche von 5 mm × 5 mm (◘ Abb. 7.2). Die Spikes bzw. Pins haben eine Länge von 150 µm und sorgen – indem sie beim Messvorgang ins Stratum corneum eindringen – für einen guten und zuverlässigen Fluss des Messstromes (◘ Abb. 7.3).

Das Verfahren insgesamt ist recht einfach zu handhaben, weswegen die Messung in der Praxis problemlos delegierbar ist. Die Messung mit dem Nevisense®-Gerät kann daher durch den Arzt selber oder einen geschulten Anwender durchgeführt werden (◘ Abb. 7.4).

Eine Kalibrierung des Nevisense®-Gerätes sollte einmal im Monat durchgeführt werden. Diese Schnellwartung erfolgt durch den geschulten Anwender mit Hilfe eines Kalibrierungstools und dauert ca. 1 min.

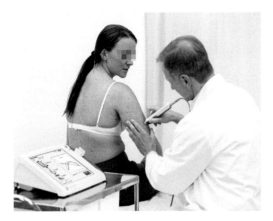

◫ **Abb. 7.4** Anwendung des Nevisense®-Verfahrens in der Praxis: Die Durchführung der elektrischen Impedanzmessung ist delegierbar. (Mit freundl. Genehmigung der Fa. SciBase)

7.1.3   Untersuchungsablauf

Der Ablauf der Messung gestaltet sich unkompliziert: Während der Untersuchung werden diejenigen Läsionen markiert, zu welchen zur endgültigen Biopsieentscheidung weitere Informationen benötigt werden. Anschließend wird die Impedanzmessung vorgenommen. Diese erfolgt einmal durch eine Referenzmessung im zur Läsion unmittelbar benachbarten gesunden Gewebe sowie durch die eigentliche Messung auf der Läsion. Obwohl der Hersteller eine Maximalgröße von 20 mm für die untersuchbaren Läsionen angibt, besteht theoretisch keine Begrenzung für die Größe der untersuchten Läsionen, da bis zu 20 Messungen auf der Läsion vorgenommen werden können.

Die Untersuchung kann in drei Schritte aufgegliedert werden (Kardorff 2014):

— **Schritt 1:** Anfeuchten der Haut
Vor der Messung wird die ausgewählte Referenzstelle (im Umfeld der Läsion) 4- bis 5-mal mit Hilfe einer feuchten (NaCL) Kompresse kräftig abgewischt. Dann wird die feuchte Kompresse 30 s lang auf der Referenzstelle belassen, um eine gute Durchfeuchtung und damit eine gute Leitfähigkeit im Gewebe zu gewährleisten.

— **Schritt 2:** Referenzmessung
Nach diesen 30 s wird überschüssige Feuchtigkeit mit einer trockenen Kompresse abgewischt und die Referenzmessung durch Aufdrücken der Messsonde durchgeführt. Die Messung dauert 8 s.

— **Schritt 3:** Läsionsmessung
Dieses Messverfahren (Schritt 1 und 2) wird an der zu untersuchenden Läsion wiederholt. Dabei muss sichergestellt sein, dass sämtliche auffälligen Areale der Läsion vollständig durch die Messung erfasst werden. Bei größeren Läsionen können dementsprechend mehrere Messpunkte ausgewählt werden, bis die gesamte zu untersuchende Fläche der atypischen Hautveränderung erfasst ist. In der Regel kann die Vorbereitung (Befeuchtung) der Referenzstelle auf der Haut und der zu beurteilenden Läsion gemeinsam erfolgen (◫ Abb. 7.5).

Nach Abschluss der Messungen liefert das Gerät in wenigen Sekunden die Analyse aus dem Nevisense®-Klassifikator und stellt das Ergebnis übersichtlich auf einer Skala von 0 (keine Atypie) bis 10 (starke Atypie) dar. Ebenso ist der aus der Pivotstudie ermittelte Empfindlichkeitspunkt für 97 % Sensitivität dargestellt. Weitere Informationen wie der PPV/NPV (positiv predictive value, negative predictive value) aus der Pivotstudie können auf Knopfdruck zur klinischen Diagnosestellung hinzugezogen werden. Auf diese Weise ist es auch möglich, den Patienten auf Wunsch in die Kommunikation zur Biopsie- bzw. Kontrollentscheidung mit einzubeziehen.

Durch die dermatologisch-klinische Diagnostik sowie die Ergebnisse der zusätzlichen objektiven EIS-Informationen ist eine endgültige, auf verlässlichen wissenschaftlichen Fakten beruhende Entscheidung möglich.

7.2   Indikationen

Nevisense® ist für die Verwendung bei kutanen Läsionen mit einem oder mehreren klinischen oder anamnestischen Merkmalen eines Melanoms vorgesehen. Die mit Nevisense® gewonnenen Informationen unterstützen den Arzt bei der Beurteilung, ob eine Exzision erforderlich ist.

Nevisense® darf grundsätzlich nur von Ärzten verwendet bzw. zur Verwendung angeordnet werden, die für die klinische Diagnose von Hautkrebs ausgebildet sind. Die gewonnenen Daten liefern zusammen mit klinischen und anamnestischen

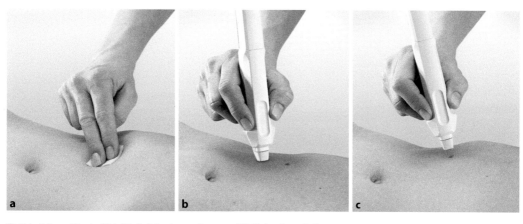

Abb. 7.5a–c Die drei Schritte bei der Anwendung von EIS: Befeuchten, Referenzmessung, Läsionsmessung. (Mit freundl. Genehmigung der Fa. SciBase)

Anzeichen von Melanomen zusätzliche Informationen, die die Entscheidung über eine Exzision unterstützen.

Die Methode ermöglicht komplementäre Zusatzinformationen in unsicheren Fällen zu den visuellen Untersuchungen durch den Arzt. Insbesondere im Fall kutaner Läsionen mit unklaren klinischen oder anamnestischen Auffälligkeiten lässt sich die Entscheidung, ob eine Exzision vorgenommen werden sollte, anhand dieser Informationen leichter treffen. Es gibt inzwischen bereits auch deutliche Hinweise dafür, dass mit Nevisense® zukünftig auch die Beurteilung nichtmelanozytärer kutaner Läsionen, z. B. von Basalzellkarzinomen, möglich sein wird.

7.2.1 Melanozytäre Tumoren

Die derzeitige Hauptindikation für die elektrische Impedanzspektroskopie (EIS) mit Nevisense® besteht in der Früherkennung und Erkennung maligner Melanome.

Nevisense® ist für folgende Einsatzbereiche vorgesehen: bei primären Hautläsionen mit einem Durchmesser zwischen 2 mm und 20 mm, die für den Nevisense®-Sensor erreichbar sind; Läsionen an intakter Haut (d. h. nichtulzerierte und nichtblutende Läsionen); Läsionen ohne Narben oder Fibrosen aufgrund eines vorherigen Traumas; Läsionen, die sich nicht in der Nähe von Psoriasis, Ekzemen, akutem Sonnenbrand oder ähnlichen Hautleiden befinden; Läsionen, die sich nicht an behaarten Stellen befin-

den; Läsionen ohne Fremdkörper sowie Läsionen, die sich nicht an bestimmten Körperstellen befinden (d. h. nicht an Akren, Genitalien, Augen, Schleimhäuten).

Die Beurteilung melanozytärer Tumoren ist sehr gut evaluiert: Nach Abschluss der ersten sieben Grundlagenstudien zum grundsätzlichen Nachweis der Durchführbarkeit der EIS-Methode Anfang der 2000er Jahre wurde im Rahmen von zwei weiteren Studien der Gerätealgorithmus trainiert und verfeinert (Åberg et al. 2004). An dieser Multicenterstudie nahmen mehr als 2000 Patienten an 19 verschiedenen Standorten in Europa teil. Hierzu wurden ca. 2100 Läsionen untersucht, worunter sich 359 Melanome in unterschiedlichen Stadien befanden. Diese Studien wurden 2010 abgeschlossen (Åberg et al. 2011).

Mit dem Ziel des wissenschaftlichen Nachweises für die Genauigkeit des EIS-Systems wurde im Anschluss die größte Pivotstudie ihrer Art initiiert (Malvehy et al. 2014). An dieser Studie nahmen nochmals insgesamt 22 Kliniken in Europa und Nordamerika teil und insgesamt wurden weitere 2416 Läsionen an 1951 Patienten untersucht. Diese Studie wurde 2014 im British Journal of Dermatology veröffentlicht. Von den in der Studie untersuchten 265 kutanen Melanomen wurden 256 erkannt, die Sensitivität lag somit bei 97 %. Ab Tumorstadium T1b aufwärts lag die Erkennungsrate von EIS sogar bei 100 % (**Abb. 7.6**).

Im Vergleich zur ABCDE-Regel und zum 7-Punkte-Check mittels Dermatoskopie lag die Erkennungsrate von EIS bei jeder Tumorstufe signifikant höher.

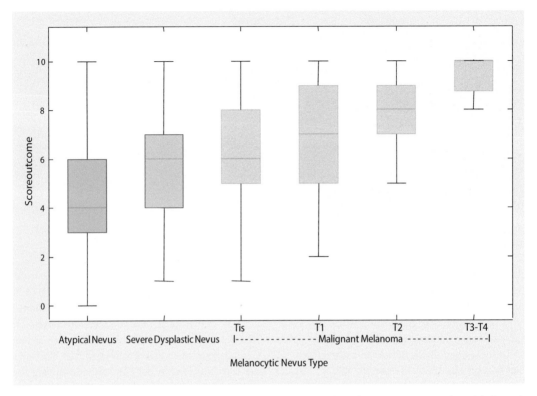

● **Abb. 7.6** Korrelation zwischen EIS-Score und Schweregrad der Veränderung der melanozytären Läsionen. (Aus Malvehy et al. 2014)

Die Ergebnisse der Pivotstudie zeigten für die Zielpopulation eine hohe Sensitivität bei malignen Melanomen. Darüber hinaus erreichte EIS eine Spezifität von 34 % bei Läsionen mit klinischem Verdacht auf ein malignes Melanom. Dieses Ergebnis steht wiederum für eine im Vergleich zu herkömmlichen Methoden deutliche Reduktion unnötiger Exzisionen.

onen, darunter Basalzell- und Plattenepithelzellkarzinome, wurden in dieser Studie ausnahmslos alle erkannt, die Sensitivität lag hier bei 100 % (Malvehy et al. 2014).

Allerdings ist die in der Studie enthaltene Fallzahl noch zu gering, um eine abschließende Beurteilung für die Verwendung bei hellem Hautkrebs zuzulassen (● Tab. 7.1).

7.2.2 Andere Indikationen

Die elektrische Impedanzspektroskopie ist vom Grundprinzip her nicht auf das Vorhandensein von Pigmenten in der untersuchten Läsion angewiesen (Emtestam et al. 1998; Dua et al. 2004). Es gibt inzwischen Hinweise dafür, dass mit Nevisense® womöglich zukünftig auch die Verdachtsdiagnose nichtmelanozytärer kutaner Malignome zu stellen sein wird. Von den im Rahmen einer Pivotstudie untersuchten 55 nichtmelanozytären Hautkrebsläsi-

7.3 Ausblick

Mit der elektrischen Impedanzspektroskopie steht ein einfach in die Praxis zu integrierendes und wissenschaftlich abgesichertes, automatisiertes und delegierbares Verfahren zur Früherkennung von Melanomen zur Verfügung, welches innerhalb weniger Minuten die zusätzliche Information über den Grad der Atypie einer Läsion bereitstellt. Es weist mit einer Sensitivität von 97 % eine sehr hohe Erkennungsrate auf und hilft bei einer Spezifität von

Typ	Richtig-positiv	Falsch-negativ	Summe	Sensiti-vität	Konfidenzintervall*	
					Niedriger	Höher
Malignes Melanom	256	9	265	96,6%	94,4**	
Tis (in situ)	105	7	112	93,8%	87,6	97,5
T1	111	2	113	98,2%	93,75	99,8
T2	35	0	35	100%	90	100
T3	4	0	4	100%	39,8	100
T4	1	0	1	100%	2,50	100
Schwere Dysplasie***	132	25	157	84,1%	77,4	89,4
Benigne Läsionen	501	956	1457	34,4%	32,0	36,9
Dysplastische Nävi	357	631	988	36,1%	33,1	39,2
Benigne Nävi	131	226	357	36,7%	31,7	41,9
Andere	13	99	112	11,6%	6,33	19,0
Nichtmelanozytäre Läsionen	55	0	55	100%	93,5	100
Basalzellkarzinom	48	0	48	100%	92,6	100
Plattenepithelkarzinom	7	0	7	100%	59,0	100
Merkel-Zellkarzinom	1	0	1	100%	2,5	100

◼ **Tab. 7.1** Top-Line-Ergebnisse der Pivotstudie. (Nach Malvehy et al. 2014)

* Mittels der Clopper-Pearson-Methode errechnet.
** Berechnung nach Clopper-Pearson mittlerer p-Wert, einseitig 95%, unteres Konfidenzintervall 94,2% und oberes Konfidenzintervall entsprechend 94,4%.
*** Schwere zytologische Atypien oder architektonische Disorder wurden als schwere Dysplasien diagnostiziert.

34% gleichzeitig, die Anzahl unnötiger Exzisionen maßgeblich zu reduzieren. Zudem legen die Ergebnisse der 2014 veröffentlichten Prospektivstudie nahe, dass diese Technik auch zur Beurteilung der ebenfalls von steigender Inzidenz (Leiter et al. 2014) betroffenen nichtmelanozytären Hautkrebstypen („heller Hautkrebs") gute Ergebnisse erwarten lässt.

Literatur

Åberg P, Birgersson U, Elsner P et al (2011) Electrical impedance spectroscopy and the diagnostic accuracy for malignant melanoma. Exp Dermatol 20(8):648–652
Åberg P, Nicander I, Hansson J, Holmgren U, Ollmar S (2004) Skin bioimpedance – electronic views of malignancies Proc XII Intern Conf on Electrical Bio-Impedance & V Electrical Impedance Tomography, Gdansk (PL), June 20–24, 2004., S 79–82
Åberg P, Nicander I, Holmgren U, Geladi P, Ollmar S (2003) Assessment of skin lesions and skin cancer using simple electrical impedance indices. Skin Res Technol 9:257–261
Bay C, Kejs AM, Storm HH, Engholm G (2015) Incidence and survival in patients with cutaneous melanoma by morphology, anatomical site and TNM stage: a Danish population-based register study 1989–2011. Cancer Epidemiol 39(1):1–7
Beetner DG, Kapoor S, Manjunath S, Zhou X, Stoecker WV (2003) Differentiation among basal cell carcinoma, benign lesions, and normal skin using electric impedance. IEEE Trans Biomed Eng 50(8):1020–1025
Birgersson U (2012) Electrical impedance of human skin and tissue alterations: mathematical modeling and measurements. Thesis for doctoral degree. Karolinska Institutet
Blum A, Kreusch J, Bauer J, Garbe C (2003) Dermatoskopie von Hauttumoren: Auflichtmikroskopie, Dermoskopie, digitale Bildanalyse. Springer, Heidelberg
Dua R, Beetner DG, Stoecker WV, Wunsch DC (2004) Detection of basal cell carcinoma using electrical impedance and neural networks. IEEE Trans Biomed Eng 51(1):66–71

Emtestam L, Nicander I, Stenström M, Ollmar S (1998) Electrical impedance of nodular basal cell carcinoma: a pilot study. Dermatology 197:313–316

Kardorff B (2014) Selbstzahlerleistungen in der Dermatologie und der Ästhetischen Medizin. Springer, Heidelberg

Kardynal A, Olszewska M (2014) Modern non-invasive diagnostic techniques in the detection of early cutaneous melanoma. J Dermatol Case Rep 8(1):1–8

Leiter U, Eigentler T, Garbe C (2014) Epidemiology of skin cancer. Adv Exp Med Biol 810:120–140

Malvehy J, Hauschild A, Curiel-Lewandrowski C et al (2014) Clinical performance of the Nevisense system in cutaneous melanoma detection: an international, multicentre, prospective and blinded clinical trial on efficacy and safety. Br J Dermatol 171(5):1099–1107

Mohr P, Birgersson U, Berking C et al (2013) Electrical impedance spectroscopy as a potential adjunct diagnostic tool for cutaneous melanoma. Skin Res Technol 19(2):75–83

Nicander I, Holmgren U, Åberg P, Ollmar S (2004) Bioimpedance of different skin tumours – clinical tricks and treats Proc XII Intern Conf on Electrical Bio-Impedance & V Electrical Impedance Tomography, Gdansk (PL), June 20–24., S 99–102

Reinhold U, Kellner C (2013) Moderne Diagnoseverfahren in der Dermato-Onkologie. Spektrum der Dermatologie 2:3–7

SciBase AB (Accessed in 2015, at: http://scibase.se/en/the-nevisense-product/the-eis-method/)

Raman-Spektroskopie in der Dermatologie

J. Lademann, M. C. Meinke, A. Patzelt, M. E. Darvin

J. Welzel, E.C. Sattler (Hrsg.), *Nichtinvasive physikalische Diagnostik in der Dermatologie*,
DOI 10.1007/978-3-662-46389-5_8, © Springer-Verlag Berlin Heidelberg 2016

8.1   Technik

Moleküle sind durch die energetischen Grundzustände und die Schwingungszustände charakterisiert. Eine Wechselwirkung von Licht und Molekülen kann als ein Stoßprozess betrachtet werden, wobei sich hier drei Möglichkeiten ergeben. Diese Möglichkeiten sollen anhand des in ◘ Abb. 8.1 dargestellten Schemas verdeutlicht werden.

Ein Raman-Signal entsteht nur dann, wenn das Molekül im Ergebnis der Wechselwirkung mit dem Laserlicht eine höhere Schwingungsenergie besitzt als die Anregungsstrahlung. Dieser Effekt ist in ◘ Abb. 8.1a dargestellt.

Der Energiezustand eines Moleküls verändert sich bei einem elastischen Stoß eines Photons nicht. Die Frequenz der eingestrahlten Laserwellenlänge stimmt mit der Frequenz der Streustrahlung überein. Diese Streuung bezeichnet man als Rayleigh-Streuung (◘ Abb. 8.1b).

Der dritte Fall besteht nun darin, dass nach der Wechselwirkung mit der Laserstrahlung das Molekül eine niedrigere Schwingungsenergie besitzt als vor der Wechselwirkung. Die hierbei beobachteten Spektrallinien werden als Anti-Stokes-Linien bezeichnet. Ein derartiger Zustand kann nur erzielt werden, wenn sich das Molekül vor der Wechselwirkung mit dem Licht in einem angeregten Schwingungszustand befindet (◘ Abb. 8.1c).

Die Intensität der Raman-Linien ist normalerweise sehr gering. Daher wurden Verfahren entwickelt, um die Empfindlichkeit der Raman-Spektroskopie zu erhöhen. Zu diesen Methoden gehört die Resonanz-Raman-Spektroskopie. Hierbei wird die Anregungswellenlänge der Laserstrahlung so gewählt, dass sie der Wellenlänge eines elektronischen Übergangs des Moleküls entspricht. Diese Situation ist in ◘ Abb. 8.2 dargestellt. Sie hat den Vorteil, dass es zu einem sehr starken Intensitätsanstieg der Raman-Linien kommt. Damit ist es auch möglich, kleinste Konzentrationen von Molekülen in biologischen Materialien wie der menschlichen Haut nachzuweisen.

8.2   Indikationen

8.2.1   Raman-spektroskopische Messungen zum Nachweis von Antioxidanzien in der menschlichen Haut

Mit Hilfe der Raman-Spektroskopie ist es möglich, unter In-vivo-Bedingungen Carotinoide in der menschlichen Haut nachzuweisen (Ermakov und Gellermann 2015; Haag et al. 2010).

Das antioxidative Schutzsystem der menschlichen Haut besteht aus einer ganzen Reihe von Antioxidanzien wie Betacarotin, Lycopin, Lutein (Carotinoide), den Vitaminen A, C, E und D sowie dem Koenzym Q10 (Fernandez-Garcia 2014). Die meisten dieser Antioxidanzien können nicht im Organismus selbst gebildet, sondern müssen mit der Nahrung – reich an Obst und Gemüse – aufgenommen werden (Lademann et al. 2011a).

◘ Abbildung 8.3 zeigt die Absorptionsspektren von Betacarotin und Lycopin. Da die Maxima beider Spektren im sichtbaren Spektralbereich liegen, erweisen sich diese Substanzen als ideal zur Detektion in der menschlichen Haut mit Hilfe der Resonanz-Raman-Spektroskopie. Bei einer Wellenlänge von 488 nm werden sowohl Betacarotin als auch Lycopin angeregt, während bei 514,5 nm hauptsächlich Lycopin angeregt wird. Beide Wellenlängen werden von einem Argonlaser emittiert, sodass sich dieser als ideale Anregungsquelle eignet.

Die meisten der Vitamine haben ein Anregungsspektrum im ultravioletten Spektralbereich, was die Detektion mit Laserstrahlung schwierig gestaltet, da durch die zum Nachweis erforderlichen Intensitäten der Laserstrahlung ein Erythem entstehen würde. Auf der anderen Seite haben Untersuchungen mit Hilfe der Elektronen-Resonanz-Spektrometrie gezeigt, dass die Antioxidanzien in der menschlichen Haut Schutzketten bilden. Das heißt, sie schützen sich gegenseitig vor der zerstörerischen Wirkung der freien Radikale. Gelingt es nun, eine dieser Substanzen nachzuweisen, dann hat man auch die Information über die anderen Moleküle des antioxidativen Schutzsystems (Blume-Peytavi et al. 2009). Für die Carotinoide selbst bedeutet dies, dass sie Markersubstanzen für das gesamte antioxidative Potenzial darstellen.

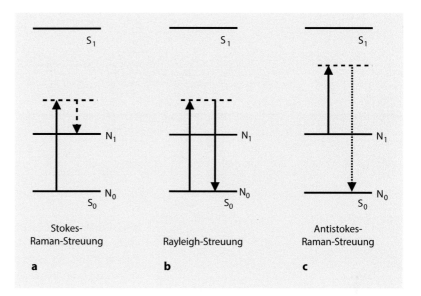

■ **Abb. 8.1a–c** Prinzip des Raman-Effektes. **a** Stokes-Raman-Streuung, **b** Rayleigh-Streuung, **c** Antistokes-Raman-Streuung

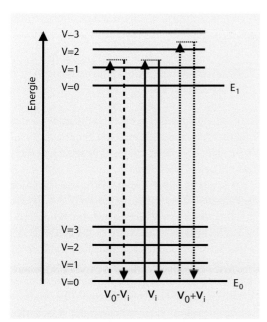

■ **Abb. 8.2** Prinzip des Resonanz-Raman-Effektes

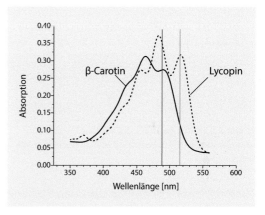

■ **Abb. 8.3** Absorptionsspektren der Carotinoide Betacarotin und Lycopin (Aus Hesterberg et al. 2009; mit freundl. Genehmigung)

■ Abbildung 8.4 zeigt den schematischen Aufbau eines Raman-Spektrometers, welches im Bereich Hautphysiologie der Klinik für Dermatologie, Venerologie und Allergologie der Charité – Universitätsmedizin Berlin zusammen mit der Laser- und Medizin-Technologie GmbH Berlin entwickelt wurde (Darvin et al. 2013a).

Das Signal, welches von der Haut detektiert wird, besteht aus einer großen Untergrundfluoreszenz mit kleinen Raman-Peaks (■ Abb. 8.5). Mit Spektrenauswerteprogrammen ist es nun möglich, diese Banden gut sichtbar herauszustellen, wie das in ■ Abb. 8.6 gezeigt ist.

Die ersten Untersuchungen zum Nachweis der Carotinoide erfolgten von Gellermann et al. am menschlichen Auge (Bernstein et al. 2004; Gellermann und Bernstein 2004). Dort ist die Konzentration der Carotinoide um zirka eine Größenordnung höher als in der Haut. Später wurde dieses

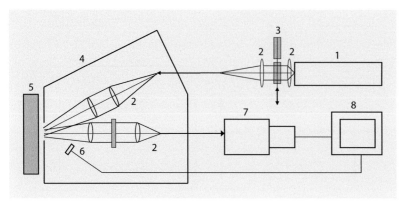

Abb. 8.4 Schematischer Aufbau eines Raman-Spektrometers (*1* – Laser, *2* – optisches Abbildungssystem, *3* – Filter, *4* – Handstück, *5* – Haut, *6* – Hauttyperkennung, *7* – Spektrometer mit Detektor, *8* – Computer)

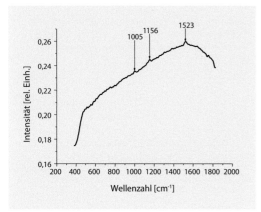

Abb. 8.5 Raman-spektroskopisches Messsignal der menschlichen Haut (Aus Lademann et al. 2011b; mit freundl. Genehmigung)

Messprinzip von Darvin et al. auch zum Nachweis von Carotinoiden in der Haut eingesetzt (Klein et al. 2012, 2013).

Bis dahin war es nur möglich, Antioxidanzien in der Haut in vitro nachzuweisen. Hierzu mussten Hautproben mit Hilfe von Biopsien entnommen werden, welche anschließend extrahiert wurden. Mittels Hochdruck-Flüssigkeitschromatographie konnte dann der Gehalt der Carotinoide in diesen Proben bestimmt werden. Aufgrund dieses langwierigen und recht kostspieligen Untersuchungsverfahrens gab es bisher nur wenige Informationen über die Wechselwirkung von Antioxidanzien und freien Radikalen in der menschlichen Haut. Mit der Einführung der Resonanz-Raman-Spektroskopie war es nun erstmals möglich, Carotinoide selektiv und sensitiv unter In-vivo-Bedingungen in der menschlichen Haut nachzuweisen. Um diese Methode in

die Dermatologie einzuführen, erfolgten erste Versuche an Mitarbeitern des Bereichs Hautphysiologie der Klinik für Dermatologie, Venerologie und Allergologie an der Charité – Universitätsmedizin Berlin. Diese Versuche erstreckten sich über ein Jahr (Darvin et al. 2008b).

> Dabei zeigte sich sehr schnell, dass das antioxidative Potenzial einen Fingerabdruck für die Ernährungs- und Stresssituation der Probanden darstellt.

Abbildung 8.7 zeigt ein typisches Beispiel für eine Einjahreskinetik der Carotinoide in der Haut eines Probanden. Die Untersuchungen begannen und endeten in den Wintermonaten.

Wie aus Abb. 8.7 ersichtlich, befinden sich die täglichen Messwerte in einem Intervall, das die Streuung der Werte widerspiegelt. Im Winter und im Frühjahr liegen die Werte etwas niedriger als in den Sommer- und Herbstmonaten. Darüber hinaus gibt es immer wieder Werte, die über diesen Streubereich erhöhte Carotinoidkonzentrationen aufweisen. Über Fragebögen wurde das tägliche Ernährungs- und Stressverhalten der Probanden ermittelt. Daraus ergab sich, dass an diesen Tagen besonders viel Obst und Gemüse verzehrt wurde. Jedoch gibt es immer wieder auch Ausreißer nach unten, wie das aus Abb. 8.7 ersichtlich ist. In diesen Fällen waren die Probanden erkrankt, aber noch arbeitsfähig. Andere Ausreißer nach unten, wie in Abb. 8.7 für den Tag 115 ausgewiesen, waren auf ein Sommernachtsfest zurückzuführen, das mit erhöhtem Alkoholkonsum und Schlafmangel verbunden war. Bei allen diesen Untersuchungen

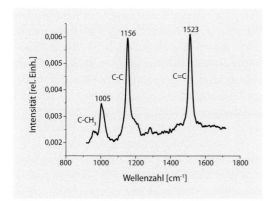

Abb. 8.6 Carotinoidbanden der menschlichen Haut nach Einsatz eines Spektrenauswerteprogramms (Aus Lademann et al. 2011b; mit freundl. Genehmigung)

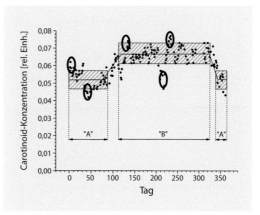

Abb. 8.7 Konzentration der Carotinoide eines Probanden über ein Jahr (Aus Darvin et al. 2008b; mit freundl. Genehmigung)

wurde kein Einfluss auf das Verhalten der Probanden genommen.

Betrachtet man die Jahresmittelwerte der Carotinoide der untersuchten Probanden, so zeigen sich hier Unterschiede um bis zu 300 %. Hohe Antioxidanzienkonzentrationen wurden bei Probanden gemessen, welche sich gesund ernährten und nicht rauchten, während Raucher, welche sich womöglich auch noch ungesund ernährten, nur sehr niedrige Carotinoidwerte aufwiesen.

Ausgehend von den Ergebnissen der Einjahresstudie wurde eine gezielte Parametervariation bei den Probanden vorgenommen. Diese Parametervariation bezog sich sowohl auf den Konsum von Alkohol (Darvin et al. 2013b) als auch auf die Applikation von UV- und Infrarotstrahlung (Emanuele et al. 2014; Fernandez-Garcia 2014).

In der Alkoholstudie wurden die Probanden gebeten, eine definierte Menge Wodka oder Rum in möglichst kurzer Zeit zu trinken. Dabei wurde die Carotinoidkonzentration vor dem Alkoholkonsum und zu verschiedenen Zeitpunkten danach gemessen (Darvin et al. 2013b). Ein typisches Ergebnis ist in ◻ Abb. 8.8 dargestellt. Während vor dem Alkoholkonsum das antioxidative Potenzial konstant war, reduzierte sich die Carotinoidkonzentration mit der Alkoholaufnahme sehr schnell. Es bedurfte dann einer gesunden Ernährung über 4 Tage, bis das ursprüngliche antioxidative Potenzial wieder erreicht werden konnte. Parallel zu diesen Carotinoidmessungen wurde die minimale Erythemdosis vor dem Alkoholkonsum und dem Minimum der

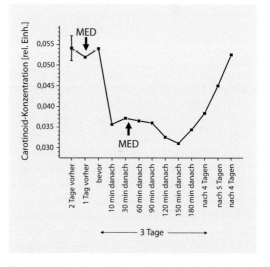

Abb. 8.8 Abnahme der Konzentration der Carotinoide und der minimalen Erythemdosis (MED) nach Alkoholkonsum (Aus Darvin et al. 2013b; mit freundl. Genehmigung)

Carotinoidkonzentration bestimmt, wie das aus ◻ Abb. 8.8 ersichtlich ist.

❯ Dabei stellte sich heraus, dass die Probanden mit niedrigen Carotinoidwerten deutlich schneller einen Sonnenbrand bekamen als solche mit hohen Carotinoidkonzentrationen.

Wurde zusammen mit dem Alkohol carotinoidreicher Orangensaft eingenommen, so milderte dies die negative Wirkung.

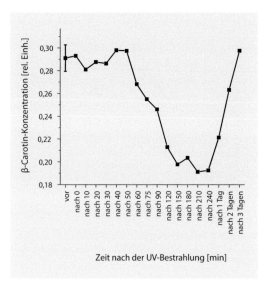

Abb. 8.9 Abnahme der Konzentration der Carotinoide nach UV-Bestrahlung (1 MED) (Aus Darvin et al. 2006; mit freundl. Genehmigung)

In ☐ Abb. 8.9 ist die Situation für eine UV-Bestrahlung (1 MED) dargestellt. Wie auch aus der Literatur bekannt, kommt es hierbei zu einer Reduktion des antioxidativen Potenzials (Darvin et al. 2006).

Im Weiteren wurden dann Untersuchungen zum Einfluss von sichtbarem und infrarotem Licht durchgeführt (Fernandez-Garcia 2014; Darvin et al. 2011). Interessanterweise bewirkt auch infrarotes Licht einen starken Abfall der Carotinoide in der menschlichen Haut. Dieses Ergebnis ist sehr verwunderlich, da die Energie der Infrarotphotonen nicht ausreicht, um direkt freie Radikale in der Haut zu bilden. Später konnte von Krutmann et al. (Schroeder et al. 2008) nachgewiesen werden, dass die Mitochondrien in der menschlichen Haut bei Infrarotbestrahlung eine effektive Quelle von freien Radikalen darstellen, welche das antioxidative Potenzial reduzieren. Ausgehend von der Tatsache, dass Zastrow et al. im Jahr 2008 zeigen konnten, dass 50 % der durch die Sonnenstrahlung in der Haut gebildeten freien Radikale im sichtbaren und infraroten Spektralbereich entstehen, stellte sich die Frage nach einem reinen UV- oder einem kompletten Lichtschutz bei Sonnenschutzmitteln (Zastrow et al. 2009). Die sehr gute Wirkung der meisten

Sonnenschutzmittel verhindert bei richtiger Anwendung einen Sonnenbrand. Dies führt jedoch dazu, dass sich Anwender bis zu 10-mal länger in der Sonne aufhalten (Rohr et al. 2010). Da sie jedoch im sichtbaren und infraroten Spektralbereich nicht geschützt sind, kann hier die kritische Radikalkonzentration (Rohr et al. 2010) erreicht werden, die zu Schädigungen in der Haut führt.

In diesem Zusammenhang muss darauf hingewiesen werden, dass freie Radikale im Organismus eine sehr wichtige positive Rolle bei Signalprozessen spielen. Übersteigt ihre Konzentration jedoch eine kritische Schwelle von $3,5 \times 10^{12}$ Radikalen per mg Gewebe, so werden anstelle von reaktiven Sauerstoffradikalen hauptsächlich Lipidradikale gebildet, welche eine besonders zerstörerische Wirkung aufweisen (Zastrow et al. 2015).

8.2.2 Antioxidanzien und Hautalterung

Im Rahmen tausender Untersuchungen, welche bisher an Probanden mit dem Resonanz-Raman-Spektrometer an der Charité durchgeführt wurden, zeigte es sich, dass Personen mit einer hohen Konzentration von Carotinoiden in der Haut für ihr Alter jünger aussehen. Um diesen subjektiven Eindruck zu belegen, wurden im Rahmen einer Studie Probanden untersucht, welche annähernd gleichaltrig (zwischen 40 und 50 Jahre) waren und ihren Lebensstil über Jahrzehnte beibehalten hatten (Darvin et al. 2008a). Gemessen wurde die Hautalterung am lichtexponierten Hautareal Stirn mit einem Oberflächenprofilometer (Primos, GFM Messtechnik Teltow). Mit diesem Messsystem war es möglich, die Faltendichte und -tiefe zu erfassen, welche sich in der Maßzahl Rauigkeit widerspiegelt. Darüber hinaus wurden am selben Hautareal auch die Carotinoide vermessen. In ☐ Abb. 8.10 ist das Ergebnis dieser Untersuchungen dargestellt.

❯ Probanden mit hohen Lycopinkonzentrationen wiesen eine deutlich geringere Rauigkeit der Haut auf als Probanden mit einer niedrigen Lycopinkonzentration (Darvin et al. 2008a).

Dieses Ergebnis ist nicht verwunderlich, da Antioxidanzien in der menschlichen Haut freie Radikale neutralisieren, bevor diese ihre schädigende Wirkung entfachen können. Zu dieser schädigenden Wirkung gehört auch die Zerstörung der Kollagen- und Elastinfasern durch die freien Radikale, welche durch die Sonnenstrahlung in unserer Haut erzeugt werden. Wenn diese freien Radikale durch die Carotinoide der menschlichen Haut neutralisiert werden, so kommt es nicht oder nur in geringem Maße zur Zerstörung dieser elastischen Fasern. Damit stellt eine gesunde Ernährung – reich an Obst und Gemüse – eine sehr gute Prävention gegen Hautalterung dar (Darvin et al. 2008a).

8.2.3 Nachweis von Hautkrebs mit Hilfe Raman-spektroskopischer Untersuchungen

❯ Raman-spektroskopische Untersuchungen werden nicht nur auf dem Gebiet der Kosmetik und im Wellnessbereich durchgeführt, sondern sind gleichzeitig auch eine interessante Methode zur Diagnostik von Hautkrebs unter In-vivo-Bedingungen, da Raman-Spektroskopie, die Informationen über die molekulare Gewebezusammensetzung liefert, eine markerfreie Untersuchung des Gewebes ermöglicht.

Der klinische Goldstandard zur Hautkrebserkennung ist die dermatoskopische Untersuchung mit postoperativer histopathologischer Bestätigung. Dieses Verfahren kann Sensitivitäten von 80–90 % erreichen (Blum et al. 2003, Mogensen und Jemec 2007; Kardynal und Olszewska 2014), doch ist es abhängig von der Erfahrung des untersuchenden Arztes oder der untersuchenden Ärztin (Kittler et al. 2002). Neben der eindeutigen Erkennung von Hauttumoren ist die Bestimmung der idealen Resektionslinie unter Erhalt eines Sicherheitssaumes bei Vermeidung von unnötiger Entfernung gesunder Haut und Bildung von Narbengewebe eine wichtige Anwendung (Freedberg 2003).

Die Raman-Spektroskopie wurde bisher in einigen Studien zur Detektion von Hautkrebs einge-

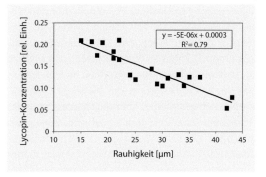

❑ **Abb. 8.10** Einfluss der Carotinoidkonzentration auf die Hautalterung (Aus Darvin et al. 2008a)

setzt. In klinischen Ex-vivo-Studien konnten mit Raman-Spektroskopie Sensitivitäten und Spezifitäten bis zu 100 % erreicht werden (Gniadecka et al. 2004; Nijssen et al. 2009; Lieber et al. 2008a; Philipsen et al. 2013).

Auch Bodanese et al. (2012) gelang es anhand von Biopsien, Unterschiede zwischen einem Basalzellkarzinom, einem Melanom und der gesunden Haut festzustellen. Dazu wurde ein spezielles Spektrenauswertesystem entwickelt, das es erlaubte, zwischen den drei Gewebezuständen zu unterscheiden. In vielen Fällen wird die Raman-Spektroskopie eingesetzt, um zwischen einem Melanom und pigmentierten Nävi differenzieren zu können (Cartaxo et al. 2010; Schleusener et al. 2015c; Li et al. 2014). Diese Ex-vivo-Messungen wurden zumeist mit stationären Raman-Mikroskopen durchgeführt, die durch die eingeschränkte Zugänglichkeit verdächtiger Läsionen für klinische In-vivo-Messungen nur bedingt geeignet sind.

Einen wichtigen Entwicklungsschritt stellte das fasergekoppelte Raman-Mikroskop von Lieber et al. dar (Lieber und Mahadevan-Jansen 2007), das in einer In-vivo-Studie zur Diskriminierung von weißem Hautkrebs (Basalzellkarzinom, BCC und Plattenepithelzellkarzinom, SCC) und normaler Haut eine Klassifikationsgenauigkeit von 96 % erreichte, was in der Größenordnung der vorangegangenen Ex-vivo-Studien lag (Lieber et al. 2008b). Wesentliche Ergebnisse zu diesem Thema wurden auch von Mittal et al. (2013) erzielt.

Eine noch bequemere Handhabung wird durch die Verwendung von Fasersonden erreicht, die eine Vielzahl von Körperpositionen erreichen können oder sogar endoskopische Anwendungen ermöglichen (Motz et al. 2004; Mahadevan-Jansen et al. 1998; Shim et al. 1999). Wang et al. (2014) nutzten ein fasergekoppeltes Raman-Spektrometer, um zwischen gesundem und malignem Gewebe zu unterscheiden. In diesem Fall wurde der Messkopf direkt auf die Haut aufgesetzt und über die Lichtleitfasern das Anregungs- und Detektionssignal dem Messsystem zugeführt. Die Untersuchungen erfolgten nicht nur an der Haut, sondern auch an Gewebeproben, die aus der Lunge, dem Magen sowie dem Brust- und dem Darmbereich entnommen wurden. Bei diesen Untersuchungen konnten klare Unterschiede zwischen gesundem und malignem Gewebe detektiert werden.

Die Herausforderung des Optikdesigns dieser Fasersonden besteht in der Optimierung der Filtercharakteristik und des Spotüberlapps von Anregung und Detektion zur Erhöhung des Lichtdurchsatzes und Lage des Detektionsvolumens, welche z. B. in Arbeiten von Schleusener et al. durchgeführt wurden (Schleusener et al. 2014, 2015a). Zur Erprobung der klinischen Eignung wurden zwei Messköpfe erstellt. Einer der beiden Messköpfe setzte den Schwerpunkt auf leichte Handhabung und Erreichbarkeit einer Vielzahl von Körperpositionen, der andere Messkopf auf optimierte Filtercharakteristik und einen sichtbaren Messspot im Videoübersichtsbild die eine genauere Zuordnung aufgenommener Spektren zu den histologischen Befunden ermöglichte. Die Charakterisierung und klinische Eignung dieser beiden Sonden erfolgte durch Messungen an Hautphantomen. Es wurde eine Sonde ausgewählt, bei der alle relevanten Störfaktoren durch Umgebungsbedingungen und individuelle Handhabung ermittelt wurden (Schleusener et al. 2015b). Diese Sonde wurde dann in einer klinischen Studie nach Medizinproduktegesetz (MPG) eingesetzt.

In der klinischen Erprobung wurden 111 Probanden mit Verdacht auf malignes Melanom (MM), Basalzellkarzinom (BCC) und Plattenepithelkarzinom (SCC) jeweils vor der geplanten Exzision mittels der Ramansonde untersucht. Die Klassifizierung im Fingerprint-Bereich von 300–1730 cm^{-1} basierte auf den histopathologischen Befunden (Schleusener et al. 2015c). Die Diskriminierung von Malignen Melanomen zu normalen pigmentierten Nävi erzielte eine Balanced Accuracy (Mittelwert von Sensitivität und Spezifität) von 91 %. Die

Diskriminierung von BCC bzw. SCC zu normaler unpigmentierter Haut ergab eine Balanced Accuracy von 73 % bzw. 85 %. Diese Ergebnisse liegen in der Größenordnung des derzeitigen klinischen Standards, der Dermatoskopie, wurden jedoch objektiv ermittelt und sind daher unabhängig von der Erfahrung des untersuchenden Dermatologen oder der untersuchenden Dermatologin. Eine mögliche Anwendung der Raman-Spektroskopie besteht damit in der intra-operativen Tumorranderkennung.

In den meisten Fällen erweist sich jedoch die Raman-Spektroskopie als nicht ausreichend selektiv, um Anfangsstadien von Tumoren zu detektieren. Daher wird die Raman-Spektroskopie oft mit anderen Verfahren, beispielsweise mit der optischen Kohärenztomographie oder der NIR-FT(Nahinfrarot-Fourier-Transformation)-Spektroskopie kombiniert, wie es u. a. von Philipsen et al. (2013) und Bhattacharjee et al. (2014) beschrieben wurde.

Die ersten Untersuchungen, die zu dieser Thematik publiziert wurden, erscheinen sehr erfolgversprechend, erfordern jedoch eine weitere Optimierung der Gerätetechnik, speziell was die Selektivität, aber auch die Größe der Geräte und deren Kosten betrifft. Es kann jedoch erwartet werden, dass in den nächsten Jahren hier eine deutliche Verbesserung der Situation eintritt, sodass sich die ramanspektroskopischen Untersuchungen auch im onkologischen Bereich durchsetzen werden.

8.2.4 Perspektiven beim Nachweis von Carotinoiden in der menschlichen Haut

Das erste Resonanz-Raman-Spektrometer zum Nachweis von Carotinoiden in der menschlichen Haut wurde vor etwa 12 Jahren entwickelt. Heute ist die optische Spektroskopie- und Analysetechnik so weit entwickelt, dass es möglich ist, mit einem miniaturisierten System, welches die Größe einer Computermaus hat, über Absorptionsmessungen die Konzentration der Carotinoide in der menschlichen Haut nachzuweisen (Darvin et al. 2012b). Derartige Systeme sind deutlich kleiner und preiswerter als das Resonanz-Raman-Spektrometer und werden künftig sowohl im Wellness- als auch im klinischen Bereich eine breite Anwendung finden.

8.3 Raman-Mikroskopie

Mit der Resonanz-Raman-Spektroskopie wird die anregende Laserstrahlung nicht fokussiert auf die Haut gelenkt. Ziel hierbei ist es, dass ein möglichst großes Hautareal von einem Durchmesser > 5 mm erfasst wird, damit die Hautoberflächenstruktur bzw. kleine Pigmentmale die Messergebnisse nicht beeinflussen. Die Eindringtiefe der Laserstrahlung bei 488 und 514 nm beträgt ca. 150–200 μm. Die Messungen erfolgen zumeist am Handballen, wo die Dicke der Haut mindestens 200 μm beträgt. Damit ist ausgeschlossen, dass die Laserstrahlung die Blutgefäße erreicht und infolgedessen die Blutkonzentration der Carotinoide das Messsignal beeinflussen.

Im Fall der Raman-Mikroskopie wird nun die Laserstrahlung auf die Haut fokussiert, wobei der Laserfokus von der Hautoberfläche in die Haut hinein gelenkt werden kann. So ist es möglich, die Konzentration spezieller Substanzen sowohl an der Hautoberfläche als auch in unterschiedlichen Tiefen der menschlichen Haut zu bestimmen. In den meisten Fällen handelt sich dabei um nicht im Resonanzmodus durchgeführte Raman-Messungen. Dadurch ist die Signalintensität der zu untersuchenden Substanzen im Vergleich zur Resonanz-Raman-Spektroskopie deutlich geringer. Hauptsächlich wird für derartige mikroskopische Untersuchungen ein Laser im roten bzw. im infraroten Spektralbereich genutzt, da die Eindringtiefe der roten und infraroten Strahlung in die Haut deutlich höher ist als die der ultravioletten und sichtbaren Strahlung. Während die meisten Raman-Mikroskope nur für In-vitro-Untersuchungen geeignet sind, gibt es jedoch auch einige Systeme, welche eine In-vivo-Analyse ermöglichen. Zu diesen Systemen gehört das Raman-Mikroskop (River Diagnostics, Modell 3510, SCA, Rotterdam, Niederlande) (Ismail et al. 2011). Ein Foto dieses Systems ist in ❑ Abb. 8.11 dargestellt.

Die Untersuchungen mit diesem System erfolgen größtenteils am Unterarm der Probanden. Mit diesem Mikroskop konnte gezeigt werden, dass die Carotinoide mit dem Schweiß auf die Hautoberfläche austreten, dort spreiten und wie topisch appliziert in das Stratum corneum eindringen (Darvin et al. 2009).

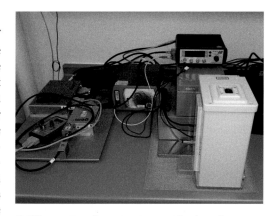

❑ **Abb. 8.11** Foto des In-vivo-Raman-Mikroskops der Firma River Diagnostics

Trägt man Alkohol oder ein Desinfektionsmittel auf die Haut auf, so kann man die Penetration dieser Substanzen im Stratum corneum verfolgen (Lademann et al. 2011b). An der Hautoberfläche nimmt die Konzentration der Hautcarotinoide entsprechend der Penetrationsgeschwindigkeit ab. Später wird das Reservoir der Carotinoide im Stratum corneum von der Hautoberfläche her wieder aufgefüllt, was ein Beweis dafür ist, dass die Carotinoide mit dem Schweiß auf die Hautoberfläche austreten.

Die Hautbarriere, d. h. das Stratum corneum, ist für Penetrationsuntersuchungen die entscheidende Hautschicht. Hat eine Substanz das Stratum corneum und die restliche Epidermis durchdrungen, wird sie vom Blut- oder Lymphknotensystem erfasst und abtransportiert oder lagert sich in den Zellen ein. Die Penetrationskinetik selbst wird durch das Stratum corneum bestimmt. Bisher wurde für derartige Penetrationsstudien meist die Abrissmethode eingesetzt (Lindemann et al. 2003; Hoppel et al. 2015; Weigmann et al. 2005), indem nach topischer Applikation und Penetration einzelne Klebefilme nacheinander immer wieder auf dasselbe Hautareal appliziert und abgerissen wurden. Damit wurden einzelne Schichten des Stratum corneum entfernt, welche anschließend vermessen und mittels Computer wieder zu einem Hautprofil zusammengesetzt wurden (Lademann et al. 2009). In diesen Studien war es teilweise erforderlich, bis zu 100 Abrisse zu entnehmen und anschließend zu analysieren. Diese Prozedur erwies sich als sehr langwierig und kostenintensiv. Mit Hilfe der Raman-Mikroskopie ist es nun möglich, die Penetration von Substanzen

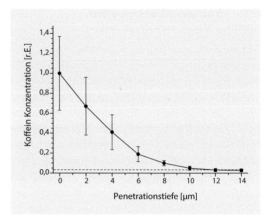

◘ Abb. 8.12 Penetrationsprofil eines Öls in die Hornschicht   **◘ Abb. 8.13** Penetrationsprofil von Koffein in die Hornschicht

in und durch die Hautbarriere nichtinvasiv zu untersuchen. Voraussetzung hierfür ist natürlich die Möglichkeit, ein von den Signalen der Hautstruktur unabhängiges Raman-Signal dieser Substanz zu generieren.

Bei der Raman-Mikroskopie handelt es sich um eine quantitative Untersuchungsmethode, welche es ermöglicht, die Konzentration der zu untersuchenden Substanzen unterschiedlichen Hautstrukturen zuzuordnen. Da die Laserstrahlung jedoch mit zunehmender Eindringtiefe in die Haut abgeschwächt wird, dient die Konzentration des Keratins als Eichsubstanz. Dabei geht man davon aus, dass die Konzentration von Keratin im Stratum corneum annähernd konstant ist. Die Normierung des Raman-Peaks der untersuchten topisch applizierten Substanzen bzw. endogenen Hautmoleküle wie der Carotinoide auf die Intensität des Keratin-Peaks führt daher zu Ergebnissen, die unbeeinflusst von der tiefenabhängigen Signalverstärkung sind.

Neben der Untersuchung körpereigener Substanzen wird die Raman-Mikroskopie hauptsächlich zur Analyse der Penetration topisch applizierter Substanzen eingesetzt (Zhu et al. 2015; Franzen et al. 2013a, 2014; Drutis et al. 2014). Ein typisches Beispiel eines Penetrationsprofils eines relativ schlecht in die Haut eindringenden Öls wird in ◘ Abb. 8.12 gezeigt (Lademann et al. 2012). Die höchste Konzentration des Öls wird auf der Hautoberfläche nachgewiesen, wobei nur geringe Mengen in tiefere Schichten des Stratum corneum eindringen.

Anders stellt sich die Penetration von Koffein dar (Franzen et al. 2013b). Hierbei handelt es sich um ein relativ kleines Molekül, welches die Hautbarriere gut durchdringt. ◘ Abbildung 8.13 zeigt das Penetrationsprofil einer koffeinhaltigen Formulierung. Im Gegensatz zum Penetrationsprofil des Öls ist im Falle des Koffeins ein Eindringen der Moleküle in tiefere Schichten des Stratum corneum nachweisbar. Werden die Untersuchungen zu unterschiedlichen Zeiten nach der Penetration durchgeführt, so erhält man eine Information zur Penetrationskinetik.

8.3.1 In-vitro-/Ex-vivo-Untersuchungen mit Hilfe der Raman-Mikroskopie

Neben den In-vivo-Untersuchungen gibt es noch eine ganze Reihe von Raman-Mikroskopen, die für den In-vitro- und Ex-vivo-Einsatz vorgesehen sind. Mit diesen Systemen können Untersuchungen an Gewebemodellen, aber auch an Zellkulturen durchgeführt werden. Diese Systeme sind deutlich leistungsfähiger, da hierbei Laserleistungen eingesetzt werden können, welche beim Menschen unter In-vivo-Bedingungen nicht anwendbar sind. Zur Untersuchung der Hautproben in vitro/ex vivo können verschiedene UV-Anregungswellenlängen genutzt werden, die unter In-vivo-Bedingungen nicht anwendbar sind. Folglich können so die optimalen Anregungsbedingungen für die Untersuchung der Penetration von Substanzen in die Haut bestimmt werden.

Ein weiteres hochempfindliches Verfahren nutzt die oberflächenverstärkte Raman-Streuung (surface enhanced Raman scattering – SERS) zur Analyse der Spektren. Nach Wechselwirkung mit den untersuchten Molekülen sind Silber- und Goldnanopartikel in der Lage, SERS-Signale zu erzeugen. Diese Methode bietet einen vielversprechenden Ansatz, um niedrige Konzentrationen von Molekülen zu untersuchen (Zhu et al. 2015).

8.3.2 Analyse der Hautbarriere

Die Raman-Mikroskopie ist auch sehr gut geeignet, die Lipid- und Wasserstrukturen in der menschlichen Haut zu untersuchen (Shah et al. 2012; Fu et al. 2012). Dieses Verfahren ermöglicht nicht nur eine Analyse der Hautbarriere, sondern auch eine Untersuchung der Wechselwirkung von Lipiden und Wasserbestandteilen aus topisch applizierten Formulierungen mit den analogen Strukturen in der menschlichen Haut. Hier ergeben sich völlig neue Ansätze für die Entwicklung neuer Formulierungen, die entweder als Barrierecreme oder penetrationsfördernd wirken können.

8.3.3 Multiphotonen-Raman-Mikroskopie

Derzeit gibt es erste Systeme, welche eine Multiphotonen-Mikroskopie ermöglichen und gleichzeitig einen molekularen Nachweis mittels Raman- bzw. CARS(kohärente Anti-Stokes Raman-Streuung)-Mikroskopie erlauben (Breunig et al. 2012). Diese Untersuchungen erfolgen in den meisten Fällen im Femtosekundenbereich, da hohe Energiedichten erforderlich sind, damit zwei Photonen im menschlichen Gewebe gleichzeitig absorbiert werden. Mit dieser Technologie ist es möglich, über die Autofluoreszenz, d. h. ohne Einsatz von Kontrastmitteln oder Farbstoffen, eine klare Auflösung zellulärer Strukturen zu erreichen (Darvin et al. 2012a). Darüber hinaus kann mit demselben Laserstrahl noch eine chemische Analyse mittels Raman-Spektroskopie oder CARS durchgeführt werden (Breunig et al. 2012). Diese Systeme sind jedoch sehr kostspielig und werden in der Dermatologie routinemäßig nur bedingt angewandt.

8.4 Ausblick

Sowohl im Bereich der Methodenentwicklung als auch bei der Herstellung von kommerziellen Raman-Systemen wurden in den letzten Jahren deutliche Fortschritte erzielt, sodass es heute möglich ist, mit Hilfe der CARS-Spektroskopie Substanzen in der menschlichen Haut nichtinvasiv in vivo und in vitro nachzuweisen. Damit eröffnen sich neue Möglichkeiten sowohl für die klinische Diagnostik als auch für die Entwicklung und Optimierung von Arzneimitteln in der Dermatologie.

Literatur

Bernstein PS, Zhao DY, Sharifzadeh M, Ermakov IV, Gellermann W (2004) Resonance Raman measurement of macular carotenoids in the living human eye. Arch Biochem Biophys 430(2):163–169

Bhattacharjee T, Kumar P, Maru G, Ingle A, Krishna CM (2014) Swiss bare mice: a suitable model for transcutaneous in vivo Raman spectroscopic studies of breast cancer. Laser Med Sci 29(1):325–333

Blum A, Rassner G, Garbe C (2003) Modified ABC-point list of dermoscopy: A simplified and highly accurate dermoscopic algorithm for the diagnosis of cutaneous melanocytic lesions. J Am Acad Dermatol 48(5):672–678

Blume-Peytavi U, Rolland A, Darvin ME, Constable A, Pineau I, Voit C, Zappel K, Schafer-Hesterberg G, Meinke M, Clavez RL, Sterry W, Lademann J (2009) Cutaneous lycopene and beta-carotene levels measured by resonance Raman spectroscopy: high reliability and sensitivity to oral lactolycopene deprivation and supplementation. Eur J Pharm Biopharm 73(1):187–194

Bodanese B, Silveira FL, Zangaro RA, Pacheco MTT, Pasqualucci CA, Silveira L (2012) Discrimination of basal cell carcinoma and melanoma from normal skin biopsies in vitro through Raman spectroscopy and principal component analysis. Photomed Laser Surg 30(7):381–387

Breunig HG, Buckle R, Kellner-Hofer M, Weinigel M, Lademann J, Sterry W, Konig K (2012) Combined in vivo multiphoton and CARS imaging of healthy and disease-affected human skin. Microsc Res Techniq 75(4):492–498

Cartaxo SB, Santos IDDO, Bitar R, Oliveira AF, Ferreira LM, Martinho HS, Martin AA (2010) FT-Raman spectroscopy for the differentiation between cutaneous melanoma and pigmented nevus. Acta Cir Bras 25(4):351–356

Darvin M, Patzelt A, Gehse S, Schanzer S, Benderoth C, Sterry W, Lademann J (2008a) Cutaneous concentration of lycopene correlates significantly with the roughness of the skin. Eur J Pharm Biopharm 69(3):943–947

Darvin ME, Fluhr JW, Caspers P, van der Pool A, Richter H, Patzelt A, Sterry W, Lademann J (2009) In vivo distribution of carotenoids in different anatomical locations of human skin: comparative assessment with two different Raman spectroscopy methods. Exp Dermatol 18(12):1060–1063

Darvin ME, Fluhr JW, Meinke MC, Zastrow L, Sterry W, Lademann J (2011) Topical beta-carotene protects against infra-red-light-induced free radicals. Exp Dermatol 20(2):125–129

Darvin ME, Gersonde I, Albrecht H, Sterry W, Lademann J (2006) In vivo Raman spectroscopic analysis of the influence of UV radiation on carotenoid antioxidant substance degradation of the human skin. Laser Phys 16(5):833–837

Darvin ME, Konig K, Kellner-Hoefer M, Breunig HG, Werncke W, Meinke MC, Patzelt A, Sterry W, Lademann J (2012a) Safety assessment by multiphoton fluorescence/second harmonic generation/hyper-rayleigh scattering tomography of ZnO nanoparticles used in cosmetic products. Skin Pharmacol Physiol 25(4):219–226

Darvin ME, Meinke MC, Sterry W, Lademann J (2013a) Optical methods for noninvasive determination of carotenoids in human and animal skin. J Biomed Opt 18(6):61230

Darvin ME, Patzelt A, Knorr F, Blume-Peytavi U, Sterry W, Lademann J (2008b) One-year study on the variation of carotenoid antioxidant substances in living human skin: influence of dietary supplementation and stress factors. J Biomed Opt 13(4):044028

Darvin ME, Sandhagen C, Koecher W, Sterry W, Lademann J, Meinke MC (2012b) Comparison of two methods for noninvasive determination of carotenoids in human and animal skin: Raman spectroscopy versus reflection spectroscopy. J Biophotonics 5(7):550–558

Darvin ME, Sterry W, Lademann J, Patzelt A (2013b) Alcohol consumption decreases the protection efficiency of the antioxidant network and increases the risk of sunburn in human skin. Skin Pharmacol Physiol 26(1):45–51

Drutis DM, Hancewicz TM, Pashkovski E, Feng L, Mihalov D, Holtom G, Ananthapadmanabhan KP, Xie XS, Misra M (2014) Three-dimensional chemical imaging of skin using stimulated Raman scattering microscopy. J Biomed Opt 19(11):111604

Emanuele E, Spencer JM, Braun M (2014) From DNA repair to proteome protection: new molecular insights for preventing non-melanoma skin cancers and skin aging. J Drugs Dermatol 13:274–281

Ermakov IV, Gellermann W (2015) Optical detection methods for carotenoids in human skin. Arch Biochem Biophys 572:101–111

Fernandez-Garcia E (2014) Skin protection against UV light by dietary antioxidants. Food Funct 5(9):1994–2003

Franzen L, Anderski J, Planz V, Kostka KH, Windbergs M (2014) Combining confocal Raman microscopy and freeze-drying for quantification of substance penetration into human skin. Experimental Dermatology 23(12):942–944

Franzen L, Mathes C, Hansen S, Windbergs M (2013a) Advanced chemical imaging and comparison of human and porcine hair follicles for drug delivery by confocal Raman microscopy. J Biomed Opt 18(6):061210

Franzen L, Selzer D, Fluhr JW, Schaefer UF, Windbergs M (2013b) Towards drug quantification in human skin with confocal Raman microscopy. Eur J Pharm Biopharm 84(2):437–444

Freedberg IM (2003) Fitzpatrick's dermatology in general medicine, 6. Aufl. McGraw-Hill, New York, S XXXIII (1357)

Fu D, Lu FK, Zhang X, Freudiger C, Pernik DR, Holtom G, Xie XS (2012) Quantitative chemical imaging with multiplex stimulated Raman scattering microscopy. J Am Chem Soc 134(8):3623–3626

Gellermann W, Bernstein PS (2004) Noninvasive detection of macular pigments in the human eye. J Biomed Opt 9(1):75–85

Gniadecka M, Philipsen PA, Sigurdsson S, Wessel S, Nielsen OF, Christensen DH, Hercogova J, Rossen K, Thomsen HK, Gniadecki R, Hansen LK, Wulf HC (2004) Melanoma diagnosis by Raman spectroscopy and neural networks: structure alterations in proteins and lipids in intact cancer tissue. J Invest Dermatol 122(2):443–449

Haag SF, Bechtel A, Darvin ME, Klein F, Groth N, Schafer-Korting M, Bittl R, Lademann J, Sterry W, Meinke MC (2010) Comparative study of carotenoids, catalase and radical formation in human and animal skin. Skin Pharmacol Physiol 23(6):306–312

Hesterberg K, Lademann J, Patzelt A, Sterry W, Darvin ME (2009) Raman spectroscopic analysis of the increase of the carotenoid antioxidant concentration in human skin after a 1-week diet with ecological eggs. J Biomed Opt 14(2):024039

Hoppel M, Holper E, Baurecht D, Valenta C (2015) Monitoring the distribution of surfactants in the stratum corneum by combined ATR-FTIR and tape-stripping experiments. Skin Pharmacol Physiol 28(3):167–175

Ismail N, Choo-Smith LP, Worhoff K, Driessen A, Baclig AC, Caspers PJ, Puppels GJ, de Ridder RM, Pollnau M (2011) Raman spectroscopy with an integrated arrayed-waveguide grating. Opt Lett 36(23):4629–4631

Kardynal A, Olszewska M (2014) Modern non-invasive diagnostic techniques in the detection of early cutaneous melanoma. J Dermatol Case Rep 8(1):1–8

Kittler H, Pehamberger H, Wolff K, Binder M (2002) Diagnostic accuracy of dermoscopy. The Lancet Oncology 3(3):159–165

Klein J, Darvin ME, Meinke MC, Schweigert FJ, Muller KE, Lademann J (2013) Analyses of the correlation between dermal and blood carotenoids in female cattle by optical methods. J Biomed Opt 18(6):061219

Klein J, Darvin ME, Muller KE, Lademann J (2012) Serial non-invasive measurements of dermal carotenoid concentrations in dairy cows following recovery from abomasal displacement. Plos One 7(10):e47706

Lademann J, Jacobi U, Surber C, Weigmann HJ, Fluhr JW (2009) The tape stripping procedure – evaluation of some critical parameters. Eur J Pharm Biopharm 72(2):317–323

Lademann J, Meinke MC, Schanzer S, Richter H, Darvin ME, Haag SF, Fluhr JW, Weigmann HJ, Sterry W, Patzelt A (2012) In vivo methods for the analysis of the penetration of topically applied substances in and through the skin barrier. Int J Cosmetic Sci 34(6):551–559

Lademann J, Patzelt A, Schanzer S, Richter H, Meinke MC, Sterry W, Zastrow L, Doucet O, Vergou T, Darvin ME (2011a) Uptake of antioxidants by natural nutrition and supplementation: pros and cons from the dermatological point of view. Skin Pharmacol Physiol 24(5):269–273

Lademann J, Schanzer S, Meinke M, Sterry W, Darvin ME (2011b) Interaction between carotenoids and free radicals in human skin. Skin Pharmacol Physiol 24(5):238–244

Li SC, Tachiki LML, Kabeer MH, Dethlefs BA, Anthony MJ, Loudon WG (2014) Cancer genomic research at the crossroads: realizing the changing genetic landscape as intratumoral spatial and temporal heterogeneity becomes a confounding factor. Cancer Cell Int 14:115

Lieber C, Mahadevan-Jansen A (2007) Development of a handheld Raman microspectrometer for clinical dermatologic applications. Optics express 15(19):11874–11882

Lieber CA, Majumder SK, Billheimer D, Ellis DL, Mahadevan-Jansen A (2008a) Raman microspectroscopy for skin cancer detection in vitro. J Biomed Opt 13(2):024013

Lieber CA, Majumder SK, Ellis DL, Billheimer DD, Mahadevan-Jansen A (2008b) In vivo nonmelanoma skin cancer diagnosis using Raman microspectroscopy. Laser Surg Med 40(7):461–467

Lindemann U, Wilken K, Weigmann HJ, Schaefer H, Sterry W, Lademann J (2003) Quantification of the horny layer using tape stripping and microscopic techniques. J Biomed Opt 8(4):601–607

Mahadevan-Jansen A, Mitchell MF, Ramanujam N, Utzinger U, Richards-Kortum R (1998) Development of a fiber optic probe to measure NIR Raman spectra of cervical tissue in vivo. Photochem Photobiol 68(3):427–431

Mittal R, Balu M, Krasieva T, Potma EO, Elkeeb L, Zachary CB, Wilder-Smith P (2013) Evaluation of stimulated Raman scattering microscopy for identifying squamous cell carcinoma in human skin. Laser Surg Med 45(8):496–502

Mogensen M, Jemec GBE (2007) Diagnosis of nonmelanoma skin cancer/keratinocyte carcinoma: a review of diagnostic accuracy of nonmelanoma skin cancer diagnostic tests and technologies. Dermatol Surg 33(10):1158–1174

Motz JT, Hunter M, Galindo LH, Gardecki JA, Kramer JR, Dasari RR, Feld MS (2004) Optical fiber probe for biomedical Raman spectroscopy. Appl Opt 43(3):542–554

Nijssen A, Koljenovic S, Bakker STC, Caspers PJ, Puppels GJ (2009) Towards oncological application of Raman spectroscopy. J Biophotonics 2(1–2):29–36

Philipsen PA, Knudsen L, Gniadecka M, Ravnbak MH, Wulf HC (2013) Diagnosis of malignant melanoma and basal cell carcinoma by in vivo NIR-FT Raman spectroscopy is independent of skin pigmentation. Photoch Photobio Sci 12(5):770–776

Rohr M, Klette E, Ruppert S, Bimzcok R, Klebon B, Heinrich U, Tronnier H, Johncock W, Peters S, Pflucker F, Rudolph T, Flosser-Muller H, Jenni K, Kockott D, Lademann J, Herzog B, Bielfeldt S, Mendrok-Edinger C, Hanay C, Zastrow L (2010)

In vitro sun protection factor: still a challenge with no final answer. Skin Pharmacol Physiol 23(4):201–212

Schleusener J, Gluszczynska P, Reble C, Gersonde I, Helfmann J, Cappius HJ, Fluhr JW, Meinke MC (2015a) Discrimination of basal cell carcinoma and melanoma from normal skin biopsies in vitro through raman spectroscopy and principal component analysis. Appl Spectrosc 69(2):13

Schleusener J, Gluszczynska P, Reble C, Gersonde I, Helfmann J, Cappius HJ, Fluhr JW, Meinke MC (2015b) Perturbation factors in the clinical handling of a fiber-coupled Raman probe for cutaneous in vivo diagnostic Raman spectroscopy. Appl Spectrosc 69(2):243–256

Schleusener J, Gluszczynska P, Reble C, Gersonde I, Helfmann J, Fluhr JW, Lademann J, Röwert-Huber J, Meinke MC (2015c) In vivo study for the discrimination of cancerous and normal skin using fiber probe based Raman spectroscopy. Exp Dermatol 24:767–772

Schleusener J, Reble C, Helfmann J, Gersonde I, Cappius HJ, Glanert M, Fluhr JW, Meinke MC (2014) Design and technical evaluation of fibre-coupled Raman probes for the image-guided discrimination of cancerous skin. Meas Sci Technol 25(3) doi:10.1088/0957-0233/25/3/035701

Schroeder P, Lademann J, Darvin ME, Stege H, Marks C, Bruhnke S, Krutmann J (2008) Infrared radiation-induced matrix metalloproteinase in human skin: implications for protection. J Invest Dermatol 128(10):2491–2497

Shah PP, Desai PR, Channer D, Singh M (2012) Enhanced skin permeation using polyarginine modified nanostructured lipid carriers. J Control Release 161(3):735–745

Shim MG, Wilson BC, Marple E, Wach M (1999) Study of fiber-optic probes for in vivo medical Raman spectroscopy. Appl Spectrosc 53(6):619–627

Wang WZJ, Short M, Zeng H (2015) Real-time in vivo cancer diagnosis using raman spectroscopy. J Biophotonics 8:527–545

Weigmann HJ, Jacobi U, Antoniou C, Tsikrikas GN, Wendel V, Rapp C, Gers-Barlag H, Sterry W, Lademann J (2005) Determination of penetration profiles of topically applied substances by means of tape stripping and optical spectroscopy: UV filter substance in sunscreens. J Biomed Opt 10(1):14009

Zastrow L, Doucet O, Ferrero L, Groth N, Klein F, Kockott D, Lademann J (2015) Free radical threshold value – a new universal body constant. Skin Pharmacol Physiol 28:264–268

Zastrow L, Groth N, Klein F, Kockott D, Lademann J, Renneberg R, Ferrero L (2009) The missing link – light-induced (280-1,600 nm) free radical formation in human skin. Skin Pharmacol Physiol 22(1):31–44

Zhu Y, Choe CS, Ahlberg S, Meinke MC, Alexiev U, Lademann J, Darvin ME (2015) Penetration of silver nanoparticles into porcine skin ex vivo using fluorescence lifetime imaging-microscopy, Raman microscopy, and surface-enhanced Raman scattering microscopy. J Biomed Optics 20(5):051006

Neue Methoden

E. C. Sattler

J. Welzel, E.C. Sattler (Hrsg.), *Nichtinvasive physikalische Diagnostik in der Dermatologie*,
DOI 10.1007/978-3-662-46389-5_9, © Springer-Verlag Berlin Heidelberg 2016

9.1 Weiterentwicklung vorgenannter Techniken

Die nichtinvasive bildgebende und biophysikalische Diagnostik ist ein wichtiger und wachsender Bestandteil der Dermatologie. Wie in den vorausgehenden Kapiteln beschrieben, kommen seit Jahrzehnten die Auflichtmikroskopie und die Sonographie als diagnostische Verfahren in der Dermatologie zur Anwendung und sind aus der Routine nicht mehr wegzudenken. Ebenso konnten sich die optische Kohärenztomographie und die konfokale Laserscanmikroskopie im klinischen Alltag in den letzten Jahren zunehmend etablieren, insbesondere in der Dermato-Onkologie, aber vermehrt auch bei diversen anderen Indikationen.

Die Multiphotonentomographie ebenso wie die biophysikalischen Methoden – die Multispektralanalyse, die elektrische Impedanzspektroskopie und die Raman-Spektroskopie – konnten in mehreren Studien ihren Stellenwert für die dermatologische Diagnostik zeigen und werden ebenfalls nach und nach Einzug in die Praxis halten.

Dank des Fortschreitens der Technik und Forschung gibt es bei all diesen vorgenannten Techniken laufend Verfeinerungen und Weiterentwicklungen, zum Teil mit neuen Schwerpunkten, wie beispielsweise in der Auflichtmikroskopie Dermatoskop-Aufsätze und Software für Smartphones (▶ Kap. 1), bei der Sonographie mit der Sonoelastographie oder der kontrastmittelverstärkten Sonographie (▶ Kap. 2) oder wie die Fluoreszenz-Anwendung bei verschiedenen Laserwellenlängen bei der konfokalen Laserscanmikroskopie in und ex vivo (▶ Kap. 3). In der Multiphotonentomographie nutzt man die Eigenfluoreszenz von Melanin und NADPH und entwickelt somit weiter eine bessere Auflösung und Kontrastierung (▶ Kap. 5).

Alle Weiterentwicklungen zielen zum einen auf eine Verbesserung der Auflösung oder der Eindringtiefe, oder auf eine Optimierung von Kontrasten, die eine klarere Abgrenzung zur Umgebung und eine bessere, meist jetzt schon dreidimensionale Darstellung der Zielstrukturen ermöglichen sollen. Zum anderen strebt man eine noch einfachere und schnellere Handhabung an. Ein Ausblick zu den jeweiligen Techniken findet sich am Ende der entsprechenden Kapitel.

Für einen benutzerfreundlichen und zeiteffizienten Einsatz mehrerer Techniken beim selben Patienten dürfte es zukünftig auch vermehrt Kombinationsgeräte geben.

9.2 Neue Techniken

Darüber hinaus gibt es vielversprechende neue technische Ansätze, die in der Entwicklung bereits weit vorangeschritten sind und aktuell in klinischen Studien evaluiert werden. Davon sollen im Folgenden die optoakustische Bildgebung und die Zweiphotonenangeregte Melaninfluoreszenz besprochen werden.

9.2.1 Optoakustische Bildgebung (optoacoustic imaging)

Technik

> Bei der optoakustischen oder photoakustischen Bildgebung handelt es sich quasi um eine biomedizinische Hybridtechnik, die auf dem photoakustischen Effekt beruht. Dieser beschreibt die Umwandlung von Lichtenergie in akustische Energie (Schall) mittels thermoelastischer Expansion.

Zunächst werden nichtionisierende Laser-Impulse auf biologisches Gewebe abgegeben. (Alternativ können Radiofrequenzwellen genutzt werden, dann spricht man von „thermoakustischer Bildgebung".) Diese führen nach Absorption im Gewebe zu Wärmebildung, die wiederum eine vorübergehende thermoelastische Expansion erzeugt und dadurch zur Emission von Ultraschallwellen im MHz-Bereich führt. Das Schallwellenmuster, das hierbei entsteht, wird außerhalb des Mediums mit Ultraschalldetektoren detektiert und am Computer in ein hochaufgelöstes dreidimensionales Bild umgerechnet (Aguirre et al. 2014; Schwarz et al. 2015; Deán-Ben und Razansky 2014).

Rasterscan-optoakustische Mesoskopie (RSOM) basiert auf einem sphärisch fokussierten Ultraschalldetektor, welcher in einem zweidimensionalen schachbrettartigen Muster über das zu untersuchende Gewebe gescannt wird (Omar et al. 2015). An jeder Position des Schachbrettmusters wird das

Gewebe über zwei Lichtfaserbündel durch einen kurzen Laserpuls beleuchtet, und die sich ausbreitenden Schallwellen werden detektiert. Durch geeignete Rekonstruktionsalgorithmen werden die digitalisierten Messwerte zu einem 3D-Bild, welches die optische Absorption zeigt, umgerechnet (Schwarz et al. 2015). ◘ Abbildung 9.1 zeigt das Schema der RSOM. Durch zwei Mikropositionierungsstelltische wird der Ultraschalldetektor gemeinsam mit den zwei Lichtbündeln über das zu untersuchende Objekt gescannt. Um die Hautoberfläche mit dem Ultraschalldetektor zu koppeln, wird ein wassergefüllter Handhalter verwendet, welcher durch eine optisch und akustisch transparente Kunststoffmembran abgeschirmt ist.

Indikationen

Erste Anwendungsgebiete der optoakustischen Bildgebung umfassen die Detektion von Brustkrebszellen im Gewebe sowie die Messung des Grades der Oxygenierung im Blut.

> Da die Absorption im Blut typischerweise deutlich höher ist als im umliegenden Gewebe, ist vor allem eine Darstellung von Blutgefäßen mit dieser Technik sehr gut möglich.

Daher wurde die optoakustische Bildgebung in aktuellen Studien in vivo zum Monitoring der Tumorangiogenese, zum funktionellen Imaging des Gehirns sowie zur Diagnostik von Melanomen eingesetzt (Omar et al. 2015; Aguirre et al. 2014). ◘ Abbildung 9.2 und 9.3 zeigen beispielhaft die mögliche Visualisierung menschlicher Hautschichten in verschiedenen Eindringtiefen sowie eine dreidimensionale Tumordarstellung mittels optoakustischer Bildgebung.

9.2.2 Neue Melanomdiagnostik auf der Basis von selektiv angeregter Melaninfluoreszenz mittels stufenweiser Zweiphotonen-Exzitation

Technik

Die Nutzung der Melaninfluoreszenz der Haut für diagnostische Zwecke wurde in zurückliegenden Jahrzehnten verschiedentlich versucht, brachte aber keinen nachhaltigen Erfolg. Dies liegt vor allem da-

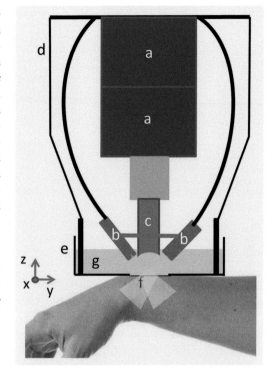

◘ Abb. 9.1a–g Schema des optoakustischen Handgeräts. a Mikropositionierungsstelltische, b Ausgang der Lichtfaserbündel, c Ultraschalldetektor, d Gehäuse, e Handhalter, f Kunststoffmembran, g Wasser. (Mit freundl. Genehmigung von Dr. Juan Aguirre, Helmholtz Zentrum, München)

rin begründet, dass die Fluoreszenz-Quantenausbeute des Melanins im Vergleich zu den eigentlichen Quellen der Autofluoreszenz der Haut (u. a. NAD[P]H, Flavine) außerordentlich gering ist.

> In jüngerer Zeit ist es gelungen, mit einer speziellen laserbasierten Technik Melanin in der Haut weitgehend selektiv anzuregen, sodass seine Fluoreszenz nicht mehr von der konventionellen Autofluoreszenz überdeckt wird.

Dabei zeigt sich, dass die Melaninfluoreszenzen von Melanozyten, Nävuszellen und Melanomzellen charakteristische spektrale Unterschiede aufweisen: In der genannten Reihenfolge verschieben sich die Maxima von 500 nm über etwa 580 nm bis in den Bereich von oberhalb 650 nm. Bemerkenswerterweise sind die Melaninfluoreszenzspektren aller Melanomsubtypen weitgehend identisch und damit eindeutig identifizierbar.

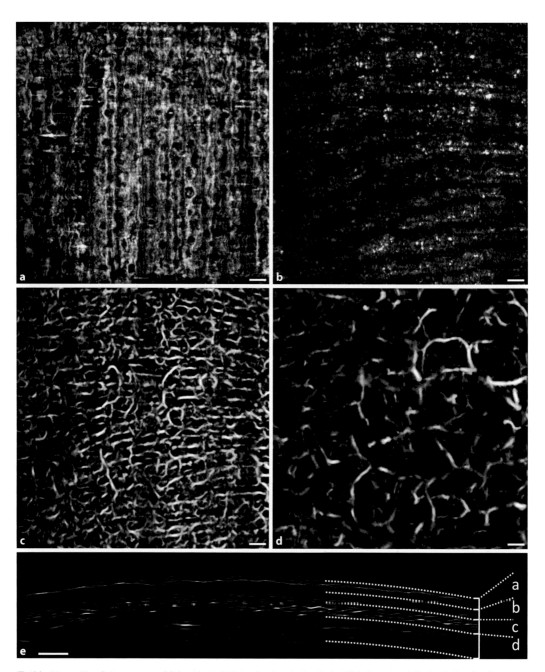

◘ **Abb. 9.2a–e** Visualisierung menschlicher Hautschichten durch optoakustische Bildgebung. **a–d** Maximale Amplitudenprojektion von vier horizontalen Hautschichten, deren vertikale Ausdehnung in **e** dargestellt ist. **a** Epidermis (0–150 μm), **b** Papillen der Dermis (150–300 μm), **c** oberflächliche horizontale Blutgefäße der Dermis (300–550 μm) und **d** tiefe horizontale Blutgefäße der Dermis (> 550 μm). In **c, d** wurde das Originalbild (*weiß*) mit einem Gefäßfilter in *grün* überlagert. **e** Vertikaler Schnitt durch die Haut. Alle Maßstabsbalken: 1 mm. (Mit freundl. Genehmigung von Dr. Juan Aguirre, Mathias Schwarz und Prof. Dr. Vasilis Ntziachristos, Helmholtz Zentrum, München)

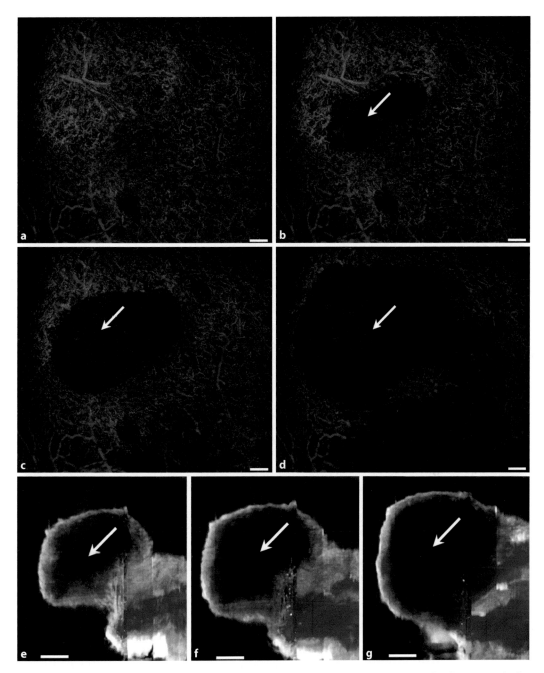

▫ **Abb. 9.3a–g** Dreidimensionale optoakustische Darstellung eines B16F10-Tumors 9 Tage nach der Zellinjektion im Vergleich zu histologischen Schnitten. Maximale Amplitudenprojektion des 3D-Volumens ab einer Tiefe von **a** 0 µm, **b** 390 µm, **c** 615 µm bzw. **d** 930 µm bis zu einer Tiefe von 2115 µm. **e–g** Dazugehörige histologische Schnitte in einer Tiefe von 390 µm (**e**), 615 µm (**f**) bzw. 930 µm (**g**). Die *weißen Pfeile* deuten auf die Region des B16F10-Tumors. Maßstabsbalken: **a–d** 1 mm, **e–g** 2 mm. *Rot*: Rekonstruktion tiefer Frequenzen (große Blutgefäße; 10–30 MHz). *Blau*: Rekonstruktion hoher Frequenzen (kleine Blutgefäße; 30–90 MHz). (Mit freundl. Genehmigung von Dr. Murad Omar, Mathias Schwarz und Prof. Vasilis Ntziachristos, Helmholtz Zentrum, München)

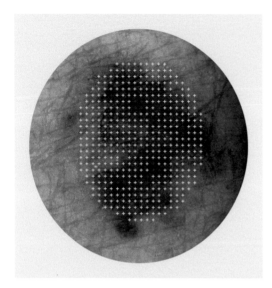

Abb. 9.4 Melanomdiagnostik auf der Basis der Melaninfluoreszenz: Messbeispiel an einer pigmentierten Läsion in vivo. Das Gitter zeigt das Messraster, Gittermaß 200 µm. *Rot markiert* sind die Areale mit melanomspezifischer Fluoreszenz. Aus deren Anzahl und Verteilung berechnet sich ein Score, der die Diagnose Melanom ergibt. Histologischer Befund: Superfiziell spreitendes Melanom. (Mit freundl. Genehmigung von Dr. Dieter Leupold, LTB Lasertechnik Berlin GmbH, Berlin)

Eine Ursache für diese Rotverschiebung speziell zwischen Nävus und Melanom ist das unterschiedliche Eumelanin-/Pheomelanin-Verhältnis in den entsprechenden Melanosomen (Leupold et al. 2011, 2014; Scholz et al. 2012).

Die benutzte spezielle Anregungstechnik ist eine **stufenweise** Zweiphotonenabsorption mittels 800 nm-/2 ns-Impulsen. Sie basiert darauf, dass Melanin bei 800 nm sowohl über eine hinreichende Grundzustands- als auch Anregungszustandsabsorption verfügt (Leupold et al. 2011). Dies ist der wesentliche Unterschied des Melanins zu allen anderen endogenen Fluorophoren, die durch diese neue Technik kaum angeregt werden.

Indikationen/Anwendungsbereiche

Für die praktische Anwendung dieser Diagnostikmethode bei verdächtigen Pigmentmalen in vivo gibt es nach dem neuesten Entwicklungsstand eine Geräteentwicklung, mittels der die Untersuchungsobjekte mit einem Messraster überzogen werden, bei dem mit Schrittweiten von typischerweise 200 µm Gewebeareale von 30 µm Durchmesser fluo-

reszenzspektroskopisch erfasst werden (■ Abb. 9.4). Die so gewonnenen mehreren hundert Spektren werden automatisch bestimmten Referenzspektren zugeordnet (z. B. NZN-typisch, MM-typisch).

> Aus der sich ergebenden Verteilung wird ein Score ermittelt, der für das untersuchte Pigmentmal den Befund als typisch für einen unauffälligen Nävus, für einen atypischen Nävus bzw. für ein malignes Melanom einstuft.

Im letzteren Falle wird eine engmaschige Verlaufskontrolle nahegelegt. Mehr als hundert solcher Verlaufskontrollen, z. T. über mehrere Jahre, mit sehr verschiedenartigen Verläufen zwischen rapider maligner Entartung einerseits und mit stabilem Folgeverlauf andererseits wurden bisher untersucht (Eichhorn et al. 2013). Entsprechende Untersuchungen wurden auch an **exzidierten Gewebeproben** klinisch atypischer NZN/verdächtiger Pigmentmale durchgeführt. Unter Zugrundelegung der dermatohistologischen Befundung als dem derzeitigen Goldstandard der Melanomdiagnostik wurde 2011 für diese Technik eine Sensitivität von 93,5 % und eine Spezifität von 82,6 % ermittelt (Leupold et al. 2011). Inzwischen wurde die Methode anregungstechnisch und in der Befundermittlung verbessert und wird gegenwärtig in einer multizentrischen klinischen Studie evaluiert.

Wie oben genannt kann diese Methode auch am **histologischen Präparat** eingesetzt werden (Leupold et al. 2011; Scholz et al. 2014). Diesbezüglich publizierte Beispiele beziehen sich vornehmlich auf Diagnosen, die auch mittels Goldstandard, also histopathologisch, oft sehr schwierig einzuschätzen sind wie TEM (Freudenberger 2014), MELTUMP/spitzoide Tumoren (Bauer et al. 2014) oder atypische kongenitale Nävi (Buder et al. 2014); mit den Resultaten wird der Anspruch begründet, mit dieser neuen Diagnostikmethode eine objektivierte Fundierung der histopathologischen Befundung anzubieten.

Als naheliegende weitere Einsatzgebiete wären die Vorabermittlung der anzustrebenden Sicherheitsabstände bei Exzisionen, Kontrolle der Schnittränder an Exzidaten oder eine Schnittempfehlung für die histologische Aufarbeitung exzentrischer/randständiger Tumoren denkbar.

9.3 Zusammenfassung und Ausblick

Diese neuen Techniken ebenso wie die in den vorherigen Kapiteln beschriebenen Verfahren bieten alle Vorteile der nichtinvasiven Diagnostik: sie sind nichtinvasiv, also schmerzfrei und ohne Veränderung der Zielstruktur am Patienten in vivo einsetzbar. Sie erlauben Ergebnisse in Echtzeit und ermöglichen damit zeitnahe Entscheidungen bezüglich des weiteren Procedere und geeigneter Therapieoptionen. Dadurch, dass das zu untersuchende Gewebe unversehrt bleibt, können wiederholt Untersuchungen derselben Stelle über die Zeit erfolgen, und es bietet sich damit die Möglichkeit, dynamische Prozesse wie beispielsweise Wundheilung im Verlauf zu beobachten oder die nichtinvasiven Diagnostikmethoden für ein Therapiemonitoring zu nutzen.

Auch die Anwendung dieser physikalischen Diagnostiktechniken ex vivo an exzidiertem Gewebe (z. B. mittels Fluoreszenzmodus der konfokalen Lasermikroskopie oder der Zweiphotonen-angeregten Melaninfluoreszenz) verändert das Gewebe nicht bleibend, sodass eine unbeeinträchtigte anschließende Aufarbeitung der Proben für den jetzigen Goldstandard, die Histopathologie, möglich bleibt.

Dank intensiver Forschung und technischen Fortschritts soll es gelingen, diese und neue Techniken so zu optimieren und weiterzuentwickeln, dass wir sie auch zukünftig für eine bestmögliche Versorgung unserer Patienten nutzen können.

Literatur

Aguirre J, Schwarz M, Soliman D, Buehler A, Omar M, Ntziachristos V (2014) Broadband mesoscopic optoacoustic tomography reveals skin layers. Opt Letters 39(21):6297–6300

Bauer J, Leupold D, Stankovic G, Zesch C, Pfeifer L, Scholz M, Metzler G, Buder S (2014) Extended diagnostics of atypical spitzoid tumors: results from two-photon excited melanin fluorescence compared to histopathology and comparative genomic hybridization. ADO 2014. Frankfurt/Main

Buder S, Eichhorn R, Bauer J, Scholz M, Stankovic G, Pfeifer L, Zesch C, Leupold D (2014) Diagnostics of spitz tumors and congenital nevi: new access via Melanosome Fluorescence. ESPD 2014. Kiel

Deán-Ben XL, Razansky D (2014) Adding fifth dimension to optoacoustic imaging: volumetric time-resolved spectrally enriched tomography. Light: Science & Applications 3:e137 doi:10.1038/lsa.2014.18

Eichhorn R, Wessler G, Scholz M, Leupold D, Stankovic G, Buder S, Stücker M, Hoffmann K (2009) Early diagnosis of melanotic melanoma based on laser-induced melanin fluorescence. J Biomed Opt. 14(3):034033

Eichhorn R, Wessler G, Stankovic G, Scholz M, Pfeifer L, Buder S, Leupold D (2013) Melanin fluorescence based in vivo – follow-up study of dysplastic nevi. Relations to models of nevogenesis. J Dtsch Dermatol Ges 11(Suppl s7):72

Freudenberger S (2014) Der Informationsgehalt der Melanin-dominierten Fluoreszenz kutaner melanozytärer Tumoren in Paraffin. Aussagen in Relation zum histologischen Befund. Dissertation, Universität Tübingen

Leupold D, Scholz M, Stankovic G, Pfeifer L, Giering HG, Buder S, Bauer J, Dummer R, Garbe C (2014) Uniform spectral fingerprint of the different melanoma subtypes: diagnostic utility and mechanistic implications. Pigment Cell & Melanoma Research 27:1207

Leupold D, Scholz M, Stankovic G, Reda J, Buder S, Eichhorn R, Wessler G, Stücker M, Hoffmann K, Bauer J, Garbe C (2011) The stepwise two-photon excited melanin fluorescence is a unique diagnostic tool for the detection of malignant transformation in melanocytes. Pigment Cell Melanoma Res 24(3):438–445

Omar M, Schwarz M, Soliman D, Symvoulidis P, Ntziachristos V (2015) Pushing the optical imaging limits of cancer with multi-frequency-band raster-scan optoacoustic mesoscopy (RSOM). Neoplasia 17(2):208–214

Scholz M, Buder S, Kerl K, Dummer R, Garbe C (2014) New diagnostic method for lesions with transepidermal melanocytic migration. JAMA Dermatol 150(6):654–656

Scholz M, Stankovic G, Scholz C, Leupold D, Buder S, Kohl P, Eichhorn R, Stücker M, Hoffmann K (2012) En route to a new in vivo diagnostic of malignant pigmented melanoma. Pigment Cell Melanoma Res 25:281–283

Schwarz M, Omar M, Buehler A, Aguirre J, Ntziachristos V (2015) Implications of ultrasound frequency in optoacoustic mesoscopy of the skin. IEEE Trans Med Imaging 34(2):672–677

Serviceteil

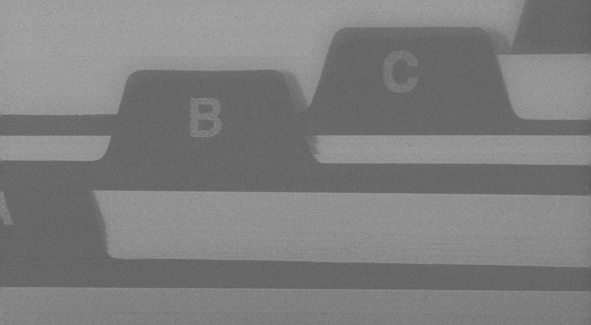

J. Welzel, E.C. Sattler (Hrsg.), *Nichtinvasive physikalische Diagnostik in der Dermatologie*,
DOI 10.1007/978-3-662-46389-5, © Springer-Verlag Berlin Heidelberg 2016

Stichwortverzeichnis

Printed in the United States
By Bookmasters